新版 目でみる MMT

監修 佐藤三矢
　　 平澤　玲
　　 舟木優佳

医歯薬出版株式会社

【監 修】

佐藤 三矢 _{さとう みつや}	吉備国際大学保健医療福祉学部理学療法学科准教授	
平澤 玲 _{ひらさわ れい}	広島国際大学総合リハビリテーション学部リハビリテーション学科作業療法学専攻特任助教	
舟木 優佳 _{ふなき ゆうか}	広島国際大学総合リハビリテーション学部リハビリテーション学科作業療法学専攻講師	

【編 集】

佐藤 恵 _{さとう めぐみ}	認知エアロビクス協会／理学療法士	
下川 太一 _{しもかわ たいち}	吉備国際大学佐藤三矢研究室リサーチアシスタント／作業療法士	
下川 麻恵 _{しもかわ あさえ}	吉備国際大学佐藤三矢研究室リサーチアシスタント／理学療法士	
福嶋久美子 _{ふくしまくみこ}	吉備国際大学佐藤三矢研究室リサーチアシスタント／理学療法士	

【執筆協力】

山路 博文 _{やまじ ひろふみ}	広島国際大学総合リハビリテーション学部リハビリテーション学科作業療法学専攻教授	
笠井 俊男 _{かさい としお}	介護老人保健施設古都の森／理学療法士	
濱田 千絵 _{はまだ ちえ}	介護老人保健施設古都の森／理学療法士	
宇谷 千紘 _{うたに ちひろ}	介護老人保健施設古都の森／理学療法士	
福田 真也 _{ふくだ しんや}	橋本病院／理学療法士	
坂本 将徳 _{さかもと まさのり}	吉備国際大学佐藤三矢研究室リサーチアシスタント／作業療法士	
竹内 舞子 _{たけうち まいこ}	吉備国際大学佐藤三矢研究室リサーチアシスタント／理学療法士	
野間 三郎 _{のま さぶろう}	野間クリニック／理学療法士	
高野加菜子 _{たかのかなこ}	いずみの病院／理学療法士	
緒方 友愛 _{おがた ともえ}	山本整形外科病院／理学療法士	
木村 聡美 _{きむら さとみ}	総合病院岡山協立病院／理学療法士	
中石 早紀 _{なかいし さき}	五日市記念病院／作業療法士	
前田 有紀 _{まえだ ゆき}	キナシ大林病院／作業療法士	
大山 千尋 _{おおやま ちひろ}	吉備国際大学保健科学部理学療法学科13期卒業生／理学療法士	
足立 有汰 _{あだち ゆうた}	吉備国際大学保健医療福祉学部理学療法学科18期生	
加筑 健也 _{かちく けんや}	吉備国際大学保健医療福祉学部理学療法学科18期生	
小谷 佳奈 _{こたに かな}	吉備国際大学保健医療福祉学部理学療法学科18期生	
高下 頌子 _{たかした しょうこ}	吉備国際大学保健医療福祉学部理学療法学科18期生	
上松 亜矢 _{うえまつ あや}	梶川病院／作業療法士	
野村 綾 _{のむら あや}	井野口病院／作業療法士	
藤井 弘樹 _{ふじい ひろき}	早川クリニック／作業療法士	
吉村 佳恵 _{よしむら かえ}	シムラ病院／作業療法士	

This book was originally published in Japanese
under the title of:

SHINPAN MEDEMIRU MMT
(Pictorial Manual of MMT, new edition)

Editor in Chief:
SATO, Mitsuya
 Associate Professor, Department of Physical Therapy,
 School of Health Science
 Kibi International University

Ⓒ2015 1st ed.

ISHIYAKU PUBLISHERS, INC.
 7-10, Honkomagome 1 chome, Bunkyo-ku,
 Tokyo 113-8612, Japan

まえがき

　MMT（manual muscle testing：徒手筋力検査）は，人間のさまざまな自動的な関節運動を実現させている筋肉が発揮する力を客観的に量的に評価できる方法として発展を遂げ，医療系職種の人々によって臨床現場では頻繁に用いられています．とりわけ理学療法士や作業療法士は，医療現場はもとより介護保険下の現場まで多岐にわたって活躍の場を広げており，それぞれの現場において患者さんや高齢者の筋力を評価する際には，必ずといってよいほどMMTが用いられています．

　かくいう私は理学療法士であり，学生時代は四苦八苦しながらMMTの学習をしたと記憶しています．そして，臨床実習に出てから初めて実際の患者さんに対してMMTを用い，この筋力測定法が持ち合わせている多大なる長所とともに，いくつかの短所を実感したものでした．あれから15年以上の時が流れて私は現在，教育機関において理学療法士や作業療法士を志す若者に対して講義を行う立場となり，MMTの授業を担当しています．そして，MMTは定期的に改訂が加えられており，現在の教科書は私が学生時代に用いていたテキストの倍以上の分厚さに発展し，複雑さを増しています．学生達に対してMMTの教育を行うなかで頻繁に見受けられることは，「MMTの学習は非常に"つらいこと"と感じている学生が多い」ということです．私自身の学生時代を振り返ってみると，現在の半分以下のページ数の教科書であるにもかかわらず，恥ずかしながらMMTの学習を"つらい"とか"面倒くさい"と感じていたと鮮明に記憶しております．

　MMTの学習を考えたとき，まず基本的な知識として「筋肉の日本語名と英語名」「筋肉の起始部と付着部」「支配神経と髄節レベル」が必要となります．次に，実際の実技では「口頭指示」「抵抗のかけ方」「筋肉の触診」「代償動作の見抜き方」「変法」など，マスターすべき事柄は山積しています．当然のことながら，"MMT嫌い"の学生が発生し，なかにはMMTの知識や技術に対して不安を抱えた状態のままで臨床実習に出ていく学生も案外と見受けられます．

　このような状況を少しでも打開したいと考え，私どもは本書の製作を手がけました．本書『新版 目でみるMMT』は，2010年に刊行した2冊の本，『目でみるMMT 下肢』と『目でみるMMT 頭部・頸部・体幹・上肢』をひとつにまとめて最新の内容にリニューアルしたものですが，基となった2冊の製作にかかわったスタッフのほとんどは理学療法士を志す現役大学生であり，あくまでも学生目線で製作された背景があります．以下は本書の特徴です．

- 測定手順が「連続性のある画像」で表現されており，読者は測定手順を眼で追いながら確認することができます．この連続した画像を繰り返し眺めることによって，測定手順のリアルなイメージを記憶することができます．
- 1つの運動における段階5（normal：正常）〜段階0（zero：不可）までの評価に関する「6段階すべての流れ」が見開き2ページ内に掲載されています．MMTには数多くの測定手順が存在していますが，この見開きページを繰り返し眺めることによって，多数存在する測定手順の「流れ」をスピーディーに確認することができます．
- 付録1には「筋の英語名の暗記法」を紹介しました．ぜひ活用してみてください．
- 付録2では「肢位別MMTの"検査イメージ"」を即座に確認できる表を準備しました．被検者の肢位はどれか？検者の立ち位置はどうか？抵抗を加えるのはどこの部分か？など，必ず確認しておくべき重要事項です．MMTの実技試

験における直前の確認，臨床実習における事前の自己学習の強い味方となってくれるでしょう．

- 付録3には重要暗記事項を一覧表にしています．MMTの試験対策に活用してもよし，臨床実習前日に活用してもよし，国家試験で活用してもよし，覚えづらいというMMTへの嫌悪感克服の一助にしてください．
- 本書では，マスターすべきポイントを赤字で示しています．覚えたい部分を必要に応じて赤色のクリアシートで覆い隠して自己学習に役立ててください．
- 文章中で用いられている運動名や筋名などの言葉は，できうる限り一般的・普遍的に用いられていると判断できるものを採用し，日本整形外科学会および日本リハビリテーション医学会が公表している資料・先行文献や図書などを参考として掲載しております．

2010年に刊行した2冊の本，『目でみるMMT 下肢』と『目でみるMMT 頭部・頸部・体幹・上肢』を製作するうえでのコンセプトは「学生による学生のためのMMT」でした．その改訂版ともいえる本書『新版 目でみるMMT』も当初のコンセプトはそのまま継続しつつ，最新のMMTの手順に準拠した内容になっています．従来から存在しているgold standardの教科書に加え，サブ・テキストとして本書を用いることによって皆様の効率的なMMTの自己学習が実現することを心より願ってやみません．

2015年8月

佐藤三矢

患者さんへの説明の仕方

【心構え】

　学生さんや新人セラピストの方において，ぜひとも理解していただきたい大前提（心構え）があります．私はMMTの講義にかかわらず，臨床に直結する科目における授業のなかで，必ず何度も何度も指導するポイントがあります．それは知識でも技術でもありません．「心」や「精神論」の部分です．授業のなかでは，以下のように学生さんへ問いかけ，指導するように心がけています．

　「まず，あなたにとって最も大切な人を思い浮かべてみてください．次に，その人が不運にも何らかの障害をもち，病院に入院していることを仮想してみてください．そして今，あなたがお見舞いで病院へ行ったら，その人はたまたま機能訓練の最中でした．そしてすぐそばには臨床実習中の学生さんが立っていました．

　それでは次に，あなたの大切な人を対象として勉強しているその実習生についてイメージしてみてください．

　風貌はどうあって欲しいですか？「雰囲気」はどうあって欲しいですか？「言葉づかい」はどうあって欲しいですか？学生ですから，当然のことながらいくつかの問題点があっても仕方がないことです．風貌が爽やかで，明るくて温かい雰囲気で，言葉づかいも申し分なしという人は稀有です．誰でも何らかの至らない点をもち合わせているものです．では，どうすればよいのでしょうか．

　結論としては，患者さんに「この学生（またはセラピスト）は不器用ながらも私のために全身全霊を込めて取り組んでくれている！」と思っていただけるように接することが非常に重要なことなのです．患者さんから「他人であるにもかかわらず，私のことをこんなに考えてくれる人に出会えてよかった！（この病院に入院してよかった）」と思っていただけるくらい一生懸命に向き合い，接する姿勢をもつべきなのです．

　当然，患者さんにこのように思っていただけさえすればよいわけではありません．ここで私が述べていることは，あくまでも大前提として「自分自身の肝に銘じておくべき心構え」です．患者さんに対して接するときには常に「目の前の患者さんは自分にとって最も大切な人と同じなのだ」と本気で思いながら接してください．このような心構えは，一朝一夕では涵養できません．日頃から，学内や家庭での学習場面でイメージしておくことが必要です．できれば学習の場面のみではなく，常日頃から他人と接するときにはこのような気持ちで接する努力を継続してください．

【コミュニケーションの注意点】

　実習施設の方針によっては，名字に「様」をつけたり，「さん」づけで呼称することを義務づけたりしています．なかにはとくに明確な義務づけがない場合もあります．いずれにせよ，そのときの状況に応じて最も適切と判断できる呼称で患者さんとのコミュニケーションをとるように心がけましょう．

　また，学生や新人セラピストにおいて頻繁に見受けられる失敗として「医学的な専門用語の過使用」があります．患者さんに対して専門的な内容の説明が必要な場合には，「小学生でも理解できるほど判りやすい表現や言い回し」を心がけることをお勧めします．場合によっては，成書の専門書で紹介されているMMTを行う際の口頭指示では不十分な場合や，不適切な内容があるかもしれません．ときには患者さんの理解力やコミュニケーション能力に応じたアレンジが必要となることもあります．次項ではMMTを実施する際の患者さんに対する検査者の説明の一例を紹介します．患者さんの個性や年齢，地域性などを鑑みたりしつつ

アレンジするとよいと思います．これがスタンダードというわけではありません．
ほんの一例です．

【患者さんへの説明の一例（肩関節屈曲の段階3～段階5)】
① これから，○○さんの筋肉の力がどれくらい強いのかについて，検査を行わせていただいてよろしいでしょうか？
② （患者さんのYesの返事に対して）ありがとうございます．
③ まず，右の肩関節の筋肉の検査から始めさせていただきたいのですが，よろしいでしょうか？
④ （患者さんのYesの返事に対して）ありがとうございます．
⑤ それでは，腕を前の方から肩の高さまで上げてください．
⑥ はい，結構です．ありがとうございます．
⑦ 次の検査は少しつらいかもしれません．しんどくなったり痛くなったりしたらすぐに教えてください．
⑧ 先ほどと同じように腕を前の方から肩の高さまで上げてください．その後，その腕を私が上から抑えますので，それに負けないで頑張ってください．
⑨ よろしいでしょうか？
⑩ （患者さんのYesの返事に対して）ありがとうございます．
⑪ それでは始めます．
⑫ 腕を前の方から肩の高さまで上げてください．
⑬ （腕を上から抑えながら）頑張って耐えてください！
⑭ はい，終了です．
⑮ 大丈夫でしたか？
⑯ 次に，同じように左側の筋力の検査を行ってもよろしいでしょうか？
⑰ （患者さんのYesの返事に対して）ありがとうございます．
⑱ 以下，⑤以降と同様．

　以上のように専門用語を使用しないように留意し，説明を行ったり声かけを行ったりすることが重要です．患者さんが高齢者である場合には，照れずに大きな声で説明を実施することの方が良い結果を出す場合が多いようです．しかしときどき，「とりあえずとにかく元気に大きな声を出せばよい」と考え，すべての患者さんに対して驚くほど大きな声で説明しまくる人がいます．それでは適切に空気が読めているとはいえません．聴力が正常なのであれば，努力してまで過剰に大きな声を出す必要はありません．
　聴力が著しく低下していたり，理解力が低下していたりしている患者さんについては，「脚をこのように挙げてください」とか，「肘をこうやって曲げてください」などのように評価者がジェスチャーを交えながら説明するのも有効な手段です．場合によっては，患者さんの下肢や上肢に触れながら他動的に「こうやって動かしてください」と動きを説明してみてもよいでしょう．
　また，ほとんどすべての人（とくに学生さんや新人セラピスト）が患者さんに説明する際には精神的に緊張するようです．多少の緊張感は必要なのですが，過剰な緊張は患者さんを不安にさせる一因となります．緊張しやすい方は，患者さんの立場になって，どのような声の大きさやトーンで説明すればよいのか，表情はどのようにすべきなのかなどについて事前に頭の中で作戦を練って準備しておけば，いざ本番となったときに緊張し過ぎなくてすむかもしれません．

目次

まえがき ……………………………………………… iii
患者さんへの説明の仕方 ……………………………… v

1. 頭部　伸展 ……………………………………………… 1
2. 頸部　伸展 ……………………………………………… 5
   - 2-1.　頸部　伸展／6
   - 2-2.　頸部　複合伸展／8
3. 頭部　屈曲（頭前屈） ………………………………… 11
4. 頸部　屈曲 …………………………………………… 15
   - 4-1.　頸部　屈曲／16
   - 4-2.　頸部　複合屈曲／18
   - 4-3.　一方の胸鎖乳突筋だけを分離観察するための複合屈曲／20
5. 頸部　回旋 …………………………………………… 22
6. 体幹　伸展 …………………………………………… 27
   - 6-1.　体幹　伸展（腰椎部）／28
   - 6-2.　体幹　伸展（胸椎部）／30
7. 骨盤　挙上 …………………………………………… 33
8. 体幹　屈曲 …………………………………………… 37
9. 体幹　回旋 …………………………………………… 41
10. 肩甲骨　外転と上方回旋 …………………………… 45
11. 肩甲骨　挙上 ………………………………………… 49
12. 肩甲骨　内転 ………………………………………… 53
13. 肩甲骨　下制と内転 ………………………………… 57
14. 肩甲骨　内転と下方回旋 …………………………… 61
15. 肩甲骨　下制 ………………………………………… 65
16. 肩関節　屈曲（前方挙上） ………………………… 67
17. 肩関節　伸展（後方挙上） ………………………… 71
18. 肩甲平面挙上 ………………………………………… 75
19. 肩関節　外転（側方挙上） ………………………… 79
20. 肩関節　水平外転 …………………………………… 83
21. 肩関節　水平内転 …………………………………… 87
22. 肩関節　外旋 ………………………………………… 91
23. 肩関節　内旋 ………………………………………… 95
24. 肘関節　屈曲 ………………………………………… 99
25. 肘関節　伸展 ………………………………………… 103
26. 前腕　回外 …………………………………………… 107
27. 前腕　回内 …………………………………………… 111
28. 手関節　屈曲 ………………………………………… 115
29. 手関節　伸展 ………………………………………… 119
30. 手指の運動 …………………………………………… 123
31. 股関節　屈曲 ………………………………………… 139
32. 股関節　屈曲・外転・膝関節屈曲位での外旋 …… 143
33. 股関節　伸展 ………………………………………… 147
   - 33-1.　股関節　伸展（股関節全伸展筋群の総和テスト）／148
   - 33-2.　股関節　伸展（大殿筋単独）／150
   - 33-3.　股関節　伸展（股関節屈曲拘縮がある場合）／152
   - 33-4.　股関節　伸展（背臥位でのテスト）／154

34. 股関節　外転 ……………………………………………………… 157
35. 股関節　屈曲位からの外転 ……………………………………… 161
36. 股関節　内転 ……………………………………………………… 165
37. 股関節　外旋 ……………………………………………………… 169
38. 股関節　内旋 ……………………………………………………… 173
39. 膝関節　屈曲（膝屈筋群の総合力）……………………………… 177
40. 膝関節　伸展 ……………………………………………………… 181
41. 足関節　底屈 ……………………………………………………… 185
42. 足関節　背屈ならびに内がえし ………………………………… 189
43. 足の内がえし ……………………………………………………… 193
44. 足の底屈を伴う外がえし ………………………………………… 197

付録1　「筋の英語名」暗記法 ………………………………………… 200
付録2　肢位別MMTのイメージ ……………………………………… 201
付録3　運動と筋に関する重要暗記事項 …………………………… 211

■本文中のマークの意味づけ■

：患者の運動方向　　　：検者の運動方向

○：ポイント

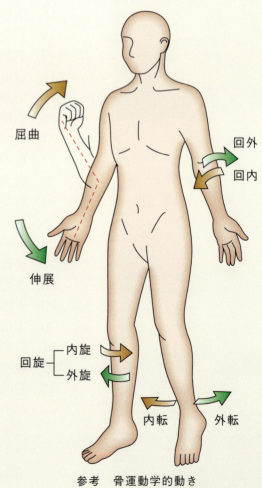

参考　骨運動学的動き

1. 頭部　伸展

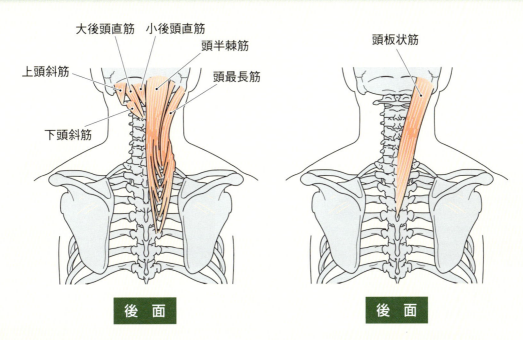

大後頭直筋 rectus capitis posterior major

起　始	軸椎（棘突起）
停　止	後頭骨
支配神経	後頭下神経（C1）

小後頭直筋 rectus capitis posterior minor

起　始	環椎（後弓）
停　止	後頭骨
支配神経	後頭下神経（C1）

頭最長筋 longissimus capitis

起　始	T1−5（横突起），C4−7（関節突起）
停　止	側頭骨（乳様突起）
支配神経	大後頭神経（C2−3）

上頭斜筋 obliquus capitis superior

起　始	環椎（横突起）
停　止	後頭骨
支配神経	後頭下神経（C1）

下頭斜筋 obliquus capitis inferior

起　始	軸椎（椎板および棘突起）
停　止	環椎（横突起）
支配神経	後頭下神経（C1）

頭板状筋 splenius capitis

起　始	C7−T4（棘突起）
停　止	側頭骨（乳様突起），後頭骨
支配神経	大後頭神経（C2−3）

頭半棘筋 semispinalis capitis

起　始	C7−T6（横突起），C4−6（関節突起）
停　止	後頭骨
支配神経	大後頭神経（C2−3）

その他

筋　名	僧帽筋（上部線維）trapezius (upper fibers)，頭棘筋 spinalis capitis，胸鎖乳突筋（後部線維）sternocleidomastoid (posterior fibers)

1. 頭部　伸展

| 5 | 概念　最大限に頭部伸展を行った後，最大抵抗に耐え，その肢位の保持が可能．
指示　1：正面を見るように，顔を前に上げてください．
　　　2：頭を下に押し下げますが，頑張ってその位置を保ってください． |

■ 開始肢位
・腹臥位．
・頭は検査台からはみ出させる．
・両上肢は体側に置く．

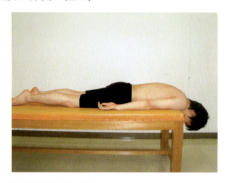

■ 全体像
・検者は患者の頭のそばに位置する．
・検者は一方の手を後頭部上に置き，もう一方の手は頭部が落下しないように下から支えるよう備える．

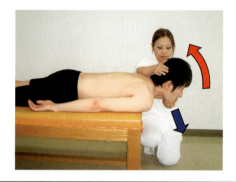

■ 抵抗部位・方向
・後頭部で，頭部が屈曲する方向に抵抗を加える．

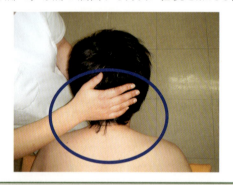

■ ポイント
・頭部伸展筋群の弱化に咽頭部筋群の弱化が加わると気道閉塞や嚥下障害を生じやすいので注意を要する．
・頭部を突き出している姿勢をしている関節リウマチ患者や，高齢者，その他の麻痺患者には一般的に頭部や頚部の筋の弱化がみられる．

| 4 | 概念　最大限に頭部伸展を行った後，強度〜中等度の抵抗に耐え，その肢位の保持が可能．
指示　「段階5」と同様． |

検査手順は「段階5」と同様

| 3 | 概念　抵抗がなければ全可動域にわたり挙上が可能．
指示　正面を見るように，顔を前に上げてください． |

■ 全体像
・抵抗を加えないこと以外は「段階5」と同様．

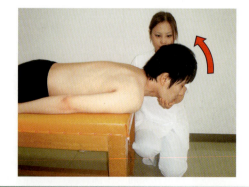

2	概念　可動域の一部分だけでも運動が可能． 指示　頭は持ち上げず，顎を上に向けながら上を見上げてください．

■ **開始肢位**
・背臥位．
・頭部は検査台の上に置く．
・両上肢は体側に置く．

■ **全体像**
・検者は患者の頭上部に位置し，両手で患者の後頭部を下から支える．
・摩擦を減らす意味で，患者の頭部を検査台から少し持ち上げてもよい．

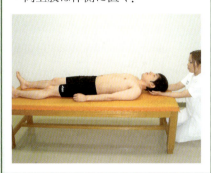 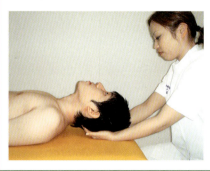 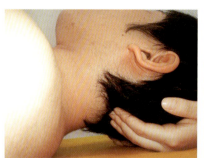

1	概念　筋のわずかな収縮を触知できるが運動は起こらない． 指示　「段階2」と同様．

検査手順は「段階2」と同様

■ **触診部位①：頭直筋群**
・棘突起のすぐ横．
注）背臥位にて触診するのが正規の方法だが，わかりにくい場合には，やむをえず腹臥位にて実施することもある．

■ **触診②：頭板状筋**
・頸部後方筋群のなかでもっとも外側．
注）背臥位にて触診するのが正規の方法だが，わかりにくい場合には，やむをえず腹臥位にて実施することもある．

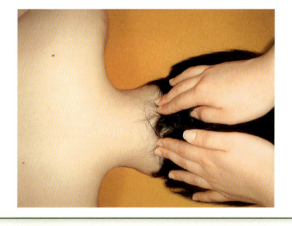 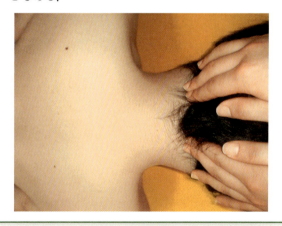

0	概念　筋の収縮を触知することもできない． 指示　「段階2」と同様．

検査手順は「段階2」と同様

メモ

2. 頸部　伸展

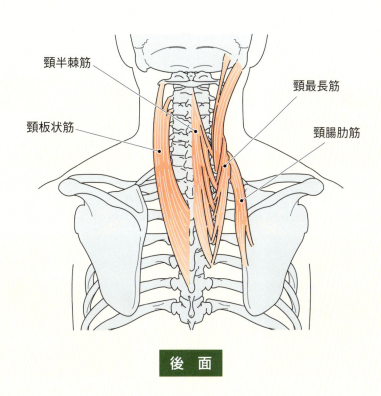

後面

頸最長筋 longissimus cervicis

起　始	T1-5（横突起）
停　止	C2-6（横突起）
支配神経	脊髄神経後枝：頸神経，胸神経（C3-T3）

頸半棘筋 semispinalis cervicis

起　始	T1-5（横突起）
停　止	C2-5（棘突起）
支配神経	脊髄神経後枝：頸神経，胸神経（C2-T5）

頸腸肋筋 iliocostalis cervicis

起　始	第3-6肋骨
停　止	C4-6（横突起）
支配神経	脊髄神経後枝（C4-T6）

頸板状筋 splenius cervicis

起　始	T3-6（棘突起）
停　止	C1-3（横突起）
支配神経	脊髄神経後枝：頸神経（C4-8）

その他

筋　名	僧帽筋（上部線維）trapezius (upper fibers)，頸棘間筋 interspinales cervicis, 頸部横突間筋 intertransversarii cervicis, 頸回旋筋 rotators cervicis, 多裂筋群 multifidi, 肩甲骨筋 levator scapulae

2-1. 頸部　伸展

5	概念	最大限に頸部伸展を行った後，最大抵抗に耐え，その肢位の保持が可能．
	指示	1：顔は下を向いたままで，頭だけ上に引き上げてください．
		2：その頭部を下に押し下げますが，頑張ってその位置を保ってください．

■ 開始肢位
- 腹臥位．
- 頭は検査台からはみ出させる．
- 両上肢は体側に置く．

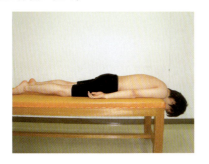

■ 全体像
- 検者は患者の頭のそばに位置する．
- 検者の一方の手を頭頂後頭部上に置き，もう一方の手は頭が落下しないように顎の部分を支える．

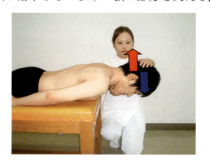

■ 抵抗部位
- 頭頂後頭部で，頸部が屈曲する方向に抵抗を加える．

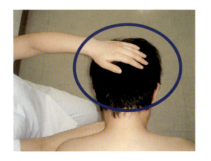

■ 代償動作
- 頭部伸展が生じる．

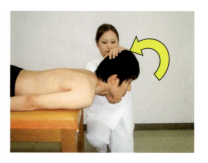

4	概念	最大限に頸部伸展を行った後，中等度の抵抗に耐え，その肢位の保持が可能．
	指示	「段階5」と同様．

検査手順は「段階5」と同様

3	概念	抵抗がなければ全可動域にわたり挙上ができ，その肢位の保持が可能．
	指示	下を向いたままで，頭全体を上に引き上げてください．

■ 開始肢位・全体像
- 開始肢位は「段階5」と同様．
- 検者は，患者の額を支える（または，すぐ支えることが可能な位置で構えておく）．

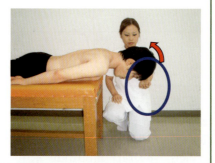

■ 別法
- 体幹筋群の低下がある場合，検者は体幹を固定し補助する．

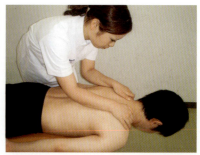

2

概念 可動域の一部分だけでも運動が可能．
指示 頭をベッドに押しつけてください．

■ **開始肢位**
- 背臥位．
- 頭部は検査台の上に置く．
- 両上肢は体側に置く．

■ **全体像**
- 検者は患者の頭上部に位置し，両手を頭の下に差し込む．
- 検者は指を後頭骨の遠位で頸椎のそばに差し入れる．

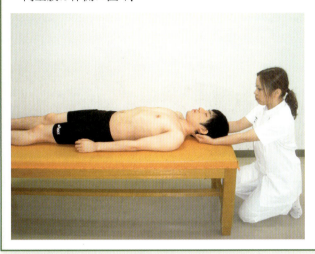
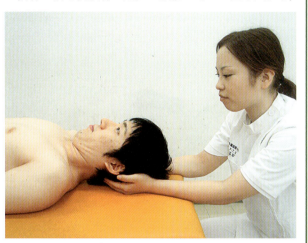

1

概念 筋のわずかな収縮を触知できるが運動は起こらない．
指示 「段階2」と同様．

検査手順は「段階2」と同様

■ **触診部位：頸最長筋・頸半棘筋・頸腸肋筋**
注）背臥位にて触診するのが正規の方法だが，わかりにくい場合には，やむをえず腹臥位にて実施することもある．

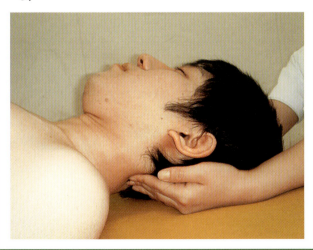
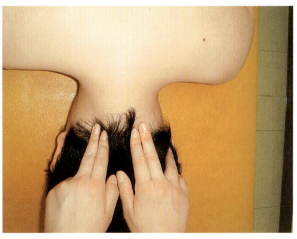

0

概念 筋の収縮を触知することもできない．
指示 「段階2」と同様．

検査手順は「段階2」と同様

2-2. 頸部　複合伸展

| **5** | 概念　最大限に頸部と頭部の複合伸展を行った後，最大抵抗に耐え，その肢位の保持が可能．
指示　1：頭を引き上げ，顔は正面を向いてください．
　　　2：その頭を下に押し下げますが，頑張ってその位置を保ってください． |

■ **開始肢位**
- 腹臥位．
- 頭部は検査台からはみ出させる．
- 両上肢は体側に置く．

■ **全体像**
- 検者は患者の頭のそばに位置する．
- 検者は一方の手を頭頂後頭部上に置き，もう一方の手は頭部が落下したときに対応できるよう，顎の部分を支える感じで構える．

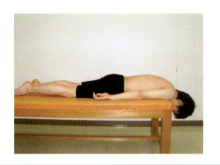
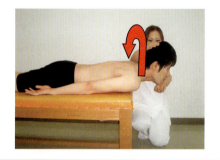

■ **抵抗部位**
- 頭頂後頭部上．

■ **抵抗方向**
- 下方かつ頭部が屈曲する方向に抵抗を加える．

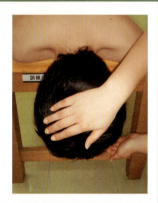
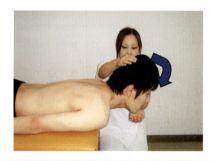

| **4** | 概念　最大限に頸部と頭部の複合伸展を行った後，中等度の抵抗に耐え，その肢位の保持が可能．
指示　「段階5」と同様． |

検査手順は「段階5」と同様

| **3** | 概念　抵抗がなければ全可動域にわたり伸展ができ，その肢位の保持が可能．
指示　頭を引き上げ，顔は正面を向いてください． |

■ **開始肢位・全体像**
- 抵抗を加えないこと以外は「段階5」と同様．

■ **別法**
- 体幹筋群または股関節伸展筋群の筋力低下がみられる場合，検者は体幹を固定し補助する．

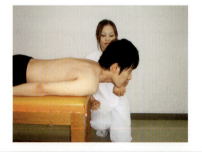
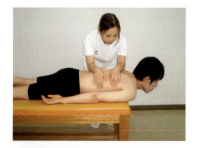

2

概念 可動域の一部分だけでも運動が可能.
指示 頭を持ち上げて,上を見上げてください.

■ 開始肢位
- 腹臥位.
- 頭部は検査台の上に置く.
- 両上肢は体側に置く.

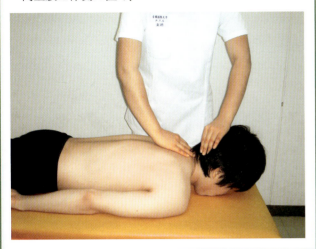

■ 全体像
- 検者は患者の肩のそばに位置し,両手を頸部と後頭骨底にあてがう.

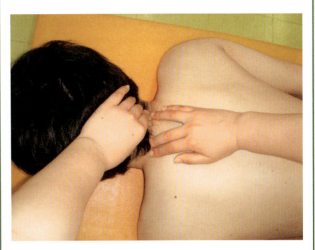

■ ポイント①
- 胸の下にタオルや枕を置くと運動しやすい.

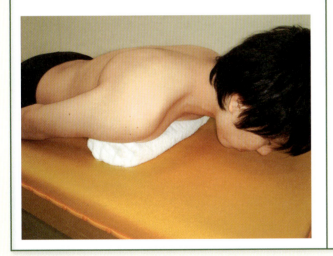

■ ポイント②
片側の伸筋群をテストする場合,以下の手順で実施.
- 右側の伸筋群のテスト→頭部を右側に回旋させながら伸展させる.
- 左側の伸筋群のテスト→頭部を左側に回旋させながら伸展させる.

1

概念 筋のわずかな収縮を触知できるが運動は起こらない.
指示 「段階2」と同様.

検査手順は「段階2」と同様

0

概念 筋の収縮を触知することもできない.
指示 「段階2」と同様.

検査手順は「段階2」と同様

メモ

3. 頭部 屈曲（頭前屈）

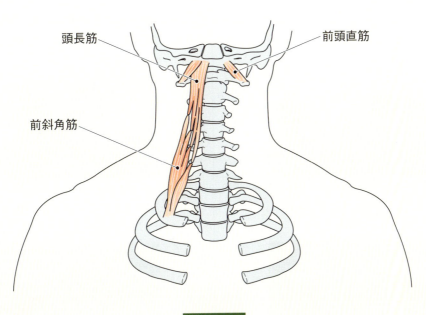

前面

前頭直筋 rectus capitis anterior

起　始	環椎（横突起）
停　止	後頭骨
支配神経	脊髄神経前枝：頸神経（C1-2）

外側頭直筋 rectus capitis lateralis

起　始	環椎（横突起）
停　止	後頭骨（頸静脈突起）
支配神経	脊髄神経前枝：頸神経（C1-2）

頭長筋 longus capitis

起　始	C3-6（横突起）
停　止	後頭骨
支配神経	脊髄神経前枝：頸神経（C1-3）

その他

筋名	顎舌骨筋 mylohyoid, 茎突舌骨筋 stylohyoid, オトガイ舌骨筋 geniohyoid, 顎二腹筋 digastric

3. 頭部　屈曲（頭前屈）

| **5** | 概念　最大限に頭部屈曲を行った後，最大抵抗に耐え，その肢位の保持が可能．
指示　1：頭部を検査台から持ち上げずに，顎を引いてください．
　　　2：その顎を上げようとしますが，頑張ってその位置を保ってください． |

■ 開始肢位
- 背臥位．
- 頭部は検査台に置く．
- 両上肢は体側に置く．

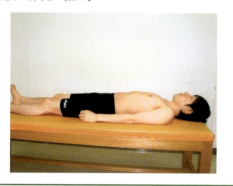

■ 全体像
- 検者は患者の頭上部に位置し，顎から頬にかけて包み込むように手をあてがう．

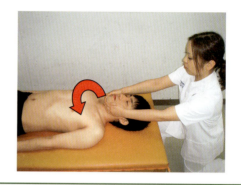

■ 抵抗部位
- 顎から頬．

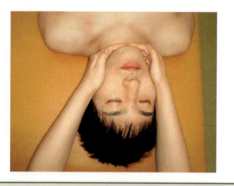

■ 抵抗方向
- 上方かつ後方へ抵抗を加える．

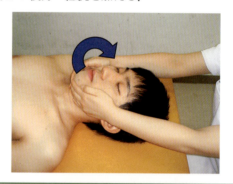

| **4** | 概念　最大限に頭部屈曲を行った後，中等度の抵抗に耐え，その肢位の保持が可能．
指示　「段階5」と同様． |

検査手順は「段階5」と同様

| **3** | 概念　抵抗がなければ全可動域にわたり屈曲ができ，その肢位の保持が可能．
指示　頭を上げずに，顎を引いてください． |

■ 開始肢位・全体像
- 抵抗を加えないこと以外は「段階5」と同様．

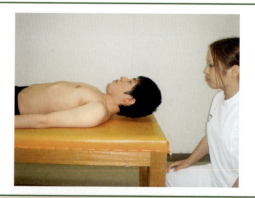

	概念	可動域の一部分だけでも運動が可能．
2	指示	顎を首につけようとしてください．

■ 開始肢位・全体像
・背臥位．
・頭は検査台の上に置く．
・両上肢は体側に置く．

■ 代償動作：頸部屈曲
・主動作筋の弱化がみられる場合に生じる．
・顎を天井に上げながら，頭部を台から離そうとする動作が出現．

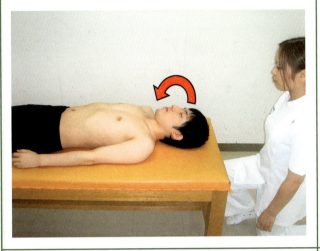
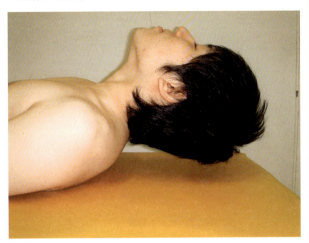

■ ポイント①
・頭部屈曲に関与している筋は小さく，なおかつ深部に存在するため，患者が極端に痩せているか，筋が著しく萎縮している以外は筋の触診は困難である．
・触診をする際は，上行動脈（脳に栄養を供給する動脈）が非常に浅部を走行しているため，あまり強い圧迫を加えてはならない．

■ ポイント②
・頭部屈曲に関与している筋の筋力低下または筋の欠如がみられ，頭部屈曲がまったく起こらない場合は，脳神経を含む中枢神経系の疾患が疑えるため，脳神経検査や病的反射などの中枢神経系の検査・評価を実施する必要がある．

	概念	筋のわずかな収縮を触知できるが運動は起こらない（筋の触知は困難なことが多いので，ごくわずかに圧迫を加えた触診が必要となる）．
1	指示	「段階2」と同様．

検査手順は「段階2」と同様

	概念	筋の収縮を触知することもできない．
0	指示	「段階2」と同様．

検査手順は「段階2」と同様

メモ

4. 頸部　屈曲

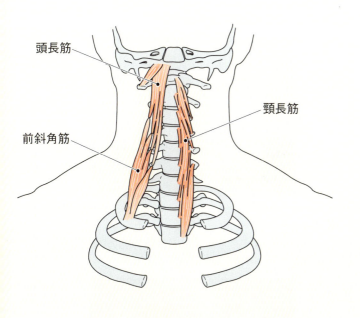

前　面

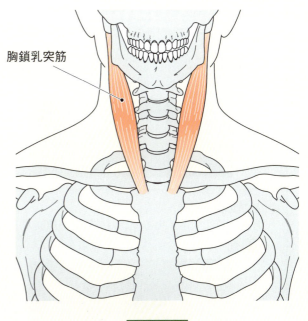

前　面

胸鎖乳突筋 sternocleidomastoid

	胸骨頭	鎖骨頭
起　始	胸骨（上前部）	鎖骨（中 1/3）
停　止	後頭骨	側頭骨（乳様突起）
支配神経	副神経（C2−3）	

頸長筋 longus colli

	上斜角頭	虫垂直頭	下斜角頭
起　始	C3−5（横突起）	T1−3 および C5−7（前外側体）	T1−3（前部椎体）
停　止	環椎（前弓）	C2−4（前部椎体）	C5−6（横突起）
支配神経	脊髄神経前枝：頸神経（C2−6）		

前斜角筋 scalenus anterior

起　始	C3−6（横突起）
停　止	第 1 肋骨
支配神経	頸神経（C4−6）

その他

筋　名	中斜角筋 scalenus medius, 後斜角筋 scalenus posterior, 胸骨甲状筋 thyrohyoid, 胸骨舌骨筋 sternohyoid, 肩甲舌骨筋 omohyoid

4-1. 頸部　屈曲

5	概念　最大限に頸部屈曲を行った後，2本の指で加えられる中等度の抵抗に耐え，その肢位の保持が可能． 指示　1：顎を天井に向けながら，頭部を検査台から離して真上に上げてください． 　　　2：その頭を下げようとしますが，頑張ってその位置を保ってください．

■ 開始肢位
・背臥位．
・頭部は検査台の上に置く．
・両上肢は体側に置く．

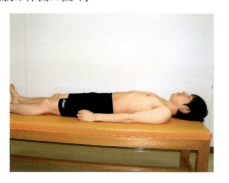

■ 全体像
・検者は患者の頭のそばに位置する．
・検者は一方の手の2本の指を患者の額にあてがい，もう一方の手を胸の上にあてがう．

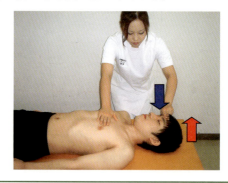

■ 抵抗部位・方向
・抵抗は額に2本指をあてがい，頸部が伸展する方向に加える．

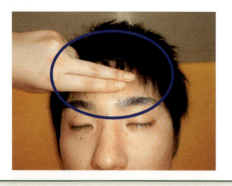

■ ポイント
・一方の手は胸にあてがうが，体幹の筋力の弱化が見られるときのみ固定を加える．

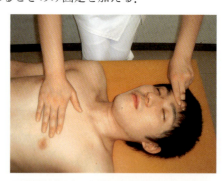

4	概念　最大限に頭部屈曲を行った後，2本の指で加えられる軽度の抵抗に耐え，その肢位の保持が可能． 指示　「段階5」と同様．

検査手順は「段階5」と同様

3	概念　抵抗がなければ全可動域にわたり屈曲ができ，その肢位の保持が可能． 指示　「段階5」の1と同様．

■ 開始肢位・全体像
・抵抗を加えないこと以外は「段階5」と同様．

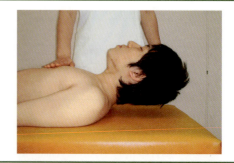

2	概念	可動域の一部分だけでも運動が可能．
	指示	右を見てください．次に左をみてください（右をみるときは左側の筋，左をみるときは右側の筋が働いている）．

■ **開始肢位**
・背臥位．
・両上肢は体側に置く．

■ **全体像**
・検者は患者の頭上部に位置し，両手の示指のみを胸鎖乳突筋上にあてがう．

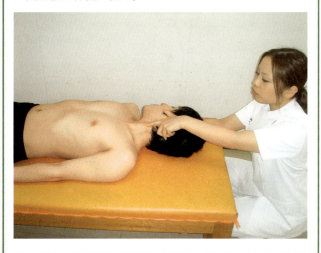

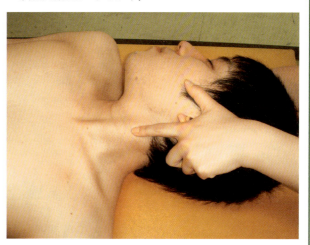

■ **ポイント**
・触診するための示指はしっかりと胸鎖乳突筋をとらえる．

■ **代償動作：広頸筋**
・胸鎖乳突筋の力が弱いか，または欠如している場合に生じる．
・頸部にしわが寄ったり，しかめ面になったりする．

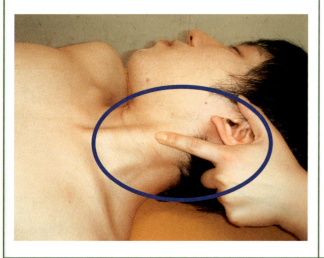

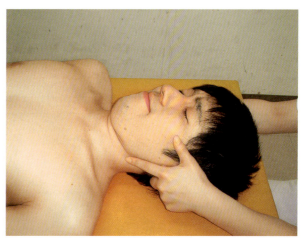

1	概念	筋のわずかな収縮を触知できるが運動は起こらない．
	指示	「段階2」と同様．

検査手順は「段階2」と同様

0	概念	筋の収縮を触知することもできない．
	指示	「段階2」と同様．

検査手順は「段階2」と同様

4-2. 頸部　複合屈曲

5	概念	最大限に頸部と頭部の複合屈曲を行った後,強度の抵抗に耐え,その肢位の保持が可能.
	指示	1：へそを覗き込むように,頭を上げ首を曲げてください. 2：その頭を下げようとしますが,頑張ってその位置を保ってください.

■ 開始肢位
・背臥位.
・頭部は検査台の上に置く.
・両上肢は体側に置く.

■ 全体像
・検者は患者の肩の横に位置する.
・検者は一方の手を患者の額に,もう一方の手は胸の上にあてがう.
・額にあてた手で,下方かつ頭部が伸展する方向に抵抗を加える.

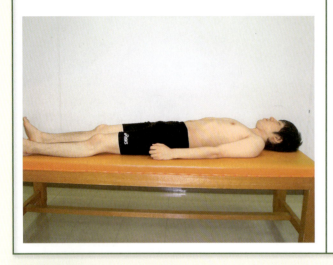
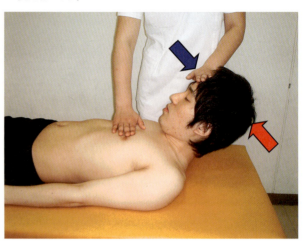

4	概念	最大限に頸部と頭部の複合屈曲を行った後,中等度の抵抗に耐え,その肢位の保持が可能.
	指示	「段階5」と同様.

検査手順は「段階5」と同様

3	概念	抵抗がなければ全可動域にわたり屈曲が可能.
	指示	へそを覗き込むように,頭を上げ首を曲げてください.

■ 開始肢位・全体像
・検者は患者の胸の横に位置する.
・抵抗を加えない以外は「段階5」と同様.

■ ポイント
・体幹筋の筋力低下がみられる場合,検者は前腕を肋骨下縁に沿って患者の胸の上を横切るように置く.

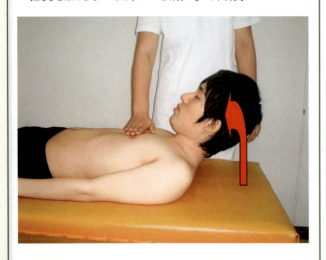
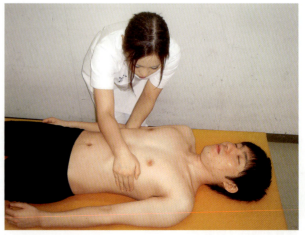

2

概念 可動域の一部分だけでも運動が可能．
指示 右を見てください．次に左をみてください．

■ 開始肢位・全体像
- 背臥位．
- 頭部は検査台の上に置く．
- 両上肢は体側に置く．
- 検者は患者の頭のそばに位置する．
- 検者は両手の示指のみを患者の胸鎖乳突筋上にあてがう．

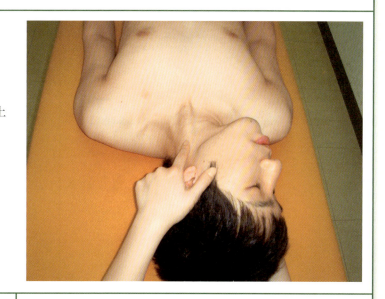

■ ポイント
- 一側の胸鎖乳突筋は頭を反対側に回旋させる．その他の大半の頸部の筋は頭を同側に回旋させ，評価・測定する．

■ 代償動作：頸部屈曲
- 胸鎖乳突筋の過剰努力による頸椎の伸展が増強する．

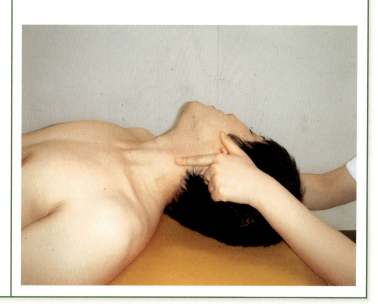

1

概念 筋のわずかな収縮を触知できるが運動は起こらない．
指示 「段階2」と同様．

検査手順は「段階2」と同様

0

概念 筋の収縮を触知することもできない．
指示 「段階2」と同様．

検査手順は「段階2」と同様

4-3. 一方の胸鎖乳突筋だけを分離観察するための複合屈曲

5	概念	最大限に運動を行った後，強い抵抗に耐え，その肢位の保持が可能．
	指示	1：右（左）斜め下を覗き込むようにしながら，頭を持ち上げてください．
		2：その頭を下げようとしますが，頑張ってその位置を保ってください．

■ 開始肢位
- 背臥位．
- 両上肢は体側に置く．
- 検査したい筋とは逆方向を向かせる．
  右胸鎖乳突筋検査 → 左を向かせる．
  左胸鎖乳突筋検査 → 右を向かせる．

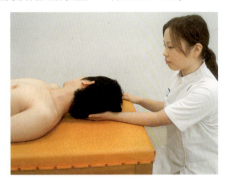

■ 全体像
- 検者は患者の頭上部に位置し，抵抗する手は側頭部の耳の上にあてがう．

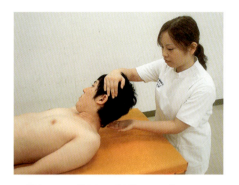

■ 抵抗部位
- 検査筋と逆の側頭部の耳上方．

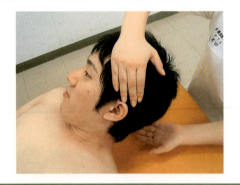

4	概念	最大限に屈曲を行った後，中等度の抵抗に耐え，その肢位の保持が可能．
	指示	「段階5」と同様．

検査手順は「段階5」と同様

3	概念	抵抗がなければ全可動域にわたり屈曲ができ，その肢位の保持が可能．
	指示	「段階5」の1と同様．

■ 開始肢位・全体像
- 抵抗を加えないこと以外は「段階5」と同様．

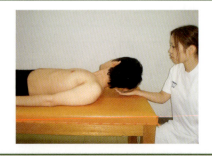

2	概念	可動域の一部分だけでも運動が可能.
	指示	右を見てください．次に左を見てください．

■ 開始肢位・全体像
・背臥位．
・両上肢は体側に置く．
・検者は患者の頭上部に位置する．
・検者は両手の示指のみを胸鎖乳突筋上にあてがう．

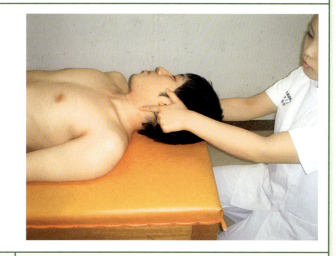

■ 触診：右胸鎖乳突筋
・左を向かせる．

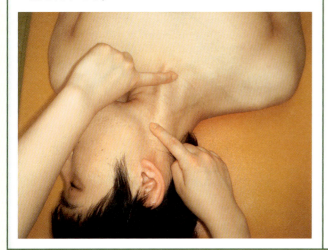

■ 触診：左胸鎖乳突筋
・右を向かせる．

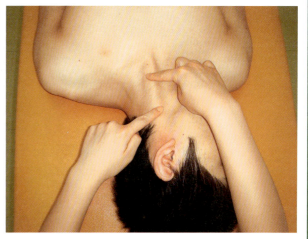

1	概念	筋のわずかな収縮を触知できるが運動は起こらない．
	指示	「段階2」と同様．

検査手順は「段階2」と同様

0	概念	筋の収縮を触知することもできない．
	指示	「段階2」と同様．

検査手順は「段階2」と同様

5. 頸部　回旋

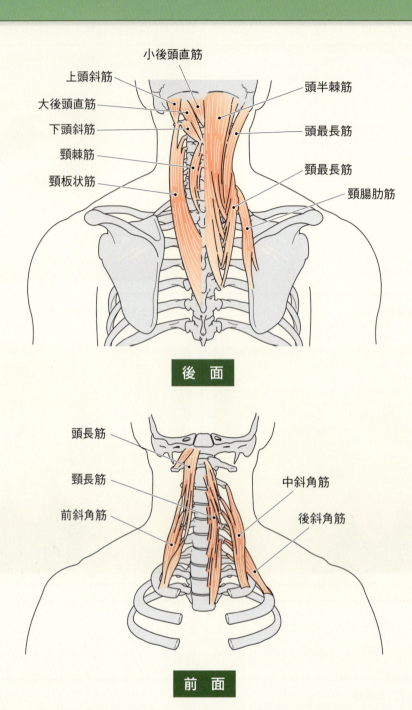

後面

前面

大後頭直筋 rectus capitis posterior major

起　始	軸椎（棘突起）
停　止	後頭骨
支配神経	後頭下神経（C1）

下頭斜筋 obliquus capitis inferior

起　始	軸椎（椎板および棘突起）
停　止	環椎（横突起）
支配神経	後頭下神経（C1）

頭最長筋 longissimus capitis

起　始	T1-5（横突起），C4-7（関節突起）
停　止	側頭骨（乳様突起）
支配神経	大後頭神経（C2-3）

頭板状筋 splenius capitis

起　始	C7－T4（棘突起）
停　止	側頭骨（乳様突起），後頭骨
支配神経	大後頭神経（C2－3）

頭半棘筋 semispinalis capitis

起　始	C7－T6（横突起），C4－6（関節突起）
停　止	後頭骨
支配神経	大後頭神経（C2－3）

頸半棘筋 semispinalis cervicis

起　始	T1－5（横突起）
停　止	C2－5（棘突起）
支配神経	脊髄神経後枝：頸神経，胸神経（C2－T5）

頸板状筋 splenius cervicis

起　始	T3－6（棘突起）
停　止	C1－3（横突起）
支配神経	頸神経（C4－8）

頸回旋筋 rotators cervicis

起　始	頸椎下（関節突起）
停　止	隣接する椎骨の椎弓あるいは棘突起根部
支配神経	脊髄神経後枝（C3－8）

頭長筋 longus capitis

起　始	C3－6（横突起）
停　止	後頭骨
支配神経	頸神経（C1－3）

頸長筋（下斜角頭） longus colli

起　始	T1－3（前部椎体）
停　止	C5－6（横突起）
支配神経	頸神経（C2－6）

前斜角筋 scalenus anterior

起　始	C3－6（横突起）
停　止	第1肋骨
支配神経	頸神経（C4－6）

中斜角筋 scalenus medius

起　始	C2－7（横突起）
停　止	第1肋骨（上面）
支配神経	頸神経（C3－8）

後斜角筋 scalenus posterior

起　始	C4－6（横突起）
停　止	第2肋骨
支配神経	頸神経（C6－8）

胸鎖乳突筋 sternocleidomastoid

	胸骨頭	鎖骨頭
起　始	胸骨（上前部）	鎖骨（中1/3）
停　止	後頭骨	側頭骨（乳様突起）
支配神経	副神経（C2－3）	

僧帽筋 trapezius

起　始	後頭骨（外後頭隆起），C7（棘突起），T1－12
停　止	鎖骨（外側1/3の後縁），肩峰，肩甲棘
支配神経	副神経，頸神経（C2－4）

肩甲挙筋 levator scapulae

起　始	C1－4（横突起）
停　止	肩甲骨
支配神経	肩甲背神経（C5）

5. 頸部　回旋

5	概念	頸部回旋を最大限に行った位置から，最大抵抗に対抗しながら正中位まで顔面をもどすことが可能．
	指示	1：頭を手で押さえつけますが，その力に負けないで天井を見るように顔を正面に向けてください． 2：次に顔を横に向けて抑えますが，頑張ってその位置を保ってください（左右とも）．

■ 開始肢位
・背臥位．
・両上肢は体側に置く．
・あらかじめ顔を一方に向かせておき，そこから正面を向かせる．
・頸椎は側屈しないよう注意し，中間位に保持する．

■ 全体像
・検者は患者の頭上部に位置する．
・抵抗する手は側頭部で耳の上にあてがい，回旋した状態から正面を向かせてくる．

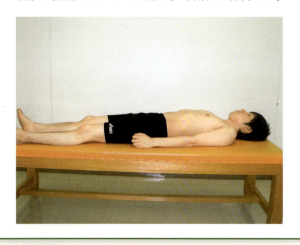
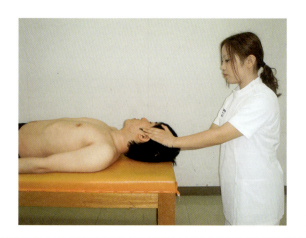

4	概念	中等度の抵抗に対抗しながら頸部回旋を行った後，中等度の抵抗に耐え，その肢位の保持が可能．
	指示	「段階5」と同様．

検査手順は「段階5」と同様

3	概念	抵抗がなければ全可動域にわたり回旋ができ，その肢位の保持が可能．
	指示	天井を見るように顔を正面に向けてください（左右とも）．

■ 開始肢位・全体像
・抵抗を加えないこと以外は「段階5」と同様．

■ 別法	指示	右（左）から左（右）に顔の向きを変えてください．

■ ポイント：背臥位にて，口頭指示に従い，一連の動作を止まらず遂行する．

2

概念 可動域の一部分だけでも運動が可能．
指示 右（左）から左（右）に顔の向きを変えてください．

■ 開始肢位
- 端座位．
- 両上肢は体側に置く．
- 椅子座位をとった場合，背もたれにもたれかかってもよい．
- 頸と顎は中間位．

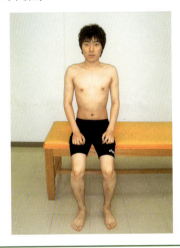

■ 全体像
- 検者は患者の正面に位置する．
- 患者は頭を一方の側から，他方の側に回旋する．

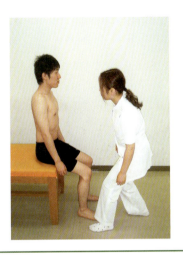

■ ポイント
- 顎がひけたり，あがったりしないように注意する．

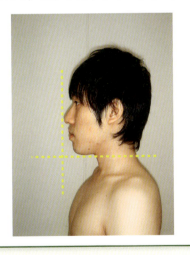

■ 触診：胸鎖乳突筋

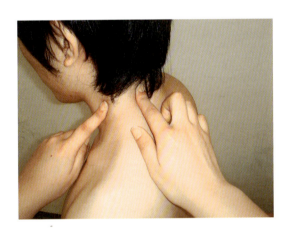

頭頸部

1

概念 筋のわずかな収縮を確認できるが運動は起こらない．
指示 「段階2」と同様．

検査手順は「段階2」と同様

0

概念 筋の収縮を触知することもできない．
指示 「段階2」と同様．

検査手順は「段階2」と同様

メモ

6. 体幹　伸展

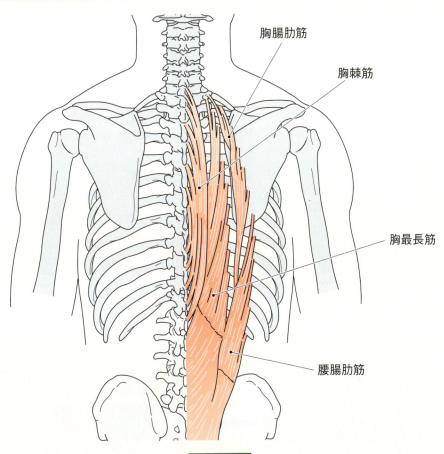

後面

胸腸肋筋 iliocostalis thoracis

起　始	第7-12肋骨
停　止	C7（横突起）
支配神経	脊髄神経後枝（T1-12）

腰腸肋筋 iliocostalis lumborum

起　始	脊柱起立筋腱，腸骨稜，仙骨
停　止	第6-12肋骨
支配神経	脊髄神経後枝（T1-L5）

胸最長筋 longissimus thoracis

起　始	脊柱起立筋腱，L1-5（横突起）
停　止	T1-12，第2-12肋骨
支配神経	脊髄神経後枝（T1-L1）

胸棘筋 spinalis thoracis

起　始	T11-L2（横突起）
停　止	T1-4（棘突起）
支配神経	脊髄神経後枝（T1-12）

その他

筋　名	胸半棘筋 semispinalis thoracis，多裂筋群 multifidi，胸回旋筋と腰回旋筋 rotatores thoracis and lumborum，胸棘間筋と腰棘間筋 interspinales thoracis and lumborum，胸横突間筋と腰横突間筋 intertransversarii thoracis and lumborum，腰方形筋 quadratus lumborum，大殿筋 gluteus maximus

6-1. 体幹　伸展（腰椎部）

5	概念	体幹を十分に伸展した後，上下に揺れたり震えたりせずに保持できる．
	指示	1：上半身を検査台から離して，できるだけ高く持ち上げてください．
		2：頑張ってそのままの位置を保持するように努力してください．

■ 開始肢位・全体像：基本編
- 腹臥位．
- 両上肢は後頭部で組み合わせる．
- 検者は患者の足部を，両側足関節部における内果と外果の上にて固定する．

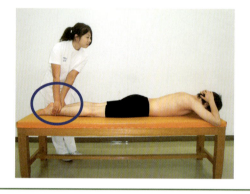 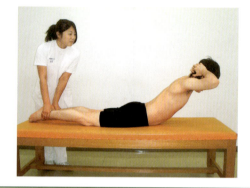

■ 開始肢位：応用編
- 患者の股関節伸筋群が弱い場合には，写真のように骨盤の位置で固定する．

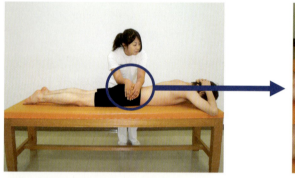 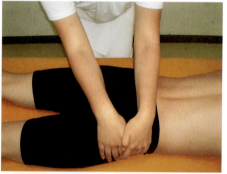

4	概念	体幹を十分伸展した後，上下に揺れたり震えたりしながらも保持できる．
	指示	「段階5」と同様．

検査手順は「段階5」と同様

3	概念	患者のへそ部が検査台から離れる高さまで体幹の伸展（25°程度）が可能．
	指示	上半身を台から離して，できるだけ高く持ち上げてください．

■ 全体像
- 腹臥位．
- 両上肢は体側に置く．
- 検者は患者の足部を，両側足関節部における内果と外果の上にて固定する．
- 注）この場合，腰椎部のみではなく，胸椎部も伸展している．成書では腰椎と胸椎が同時に検査されている．

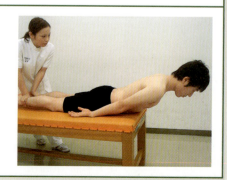

2	概念	可動域の一部分だけでも運動が可能．
	指示	上半身を検査台から離して，できるだけ高く持ち上げるように頑張ってください．

■ 開始肢位・全体像
- 腹臥位．
- 両上肢は体側に置く．
- 検者は患者の横に位置する．
- 検者は患者の足部を，両側足関節部における内果と外果の上にて固定する．

■ 触診：脊柱起立筋
- 腰椎のすぐ横を触診．

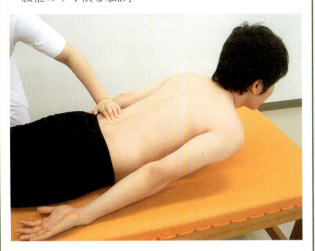

■ 代償動作①
- 頸部伸展・肩甲帯後退位をとる．

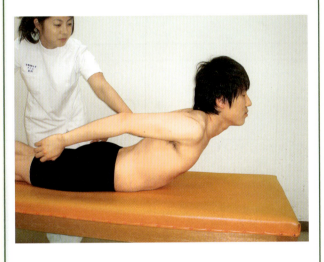

■ 代償動作②
- 脊柱起立筋の弱化と股関節伸展筋群が強力である場合に生じる．
- 腰椎屈曲位・骨盤後傾位をとる．

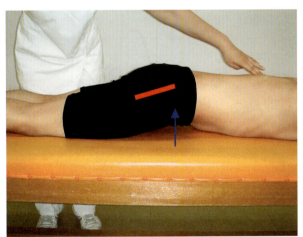

　　　：骨盤

1	概念	筋の収縮を触知できるが運動は起こらない．
	指示	「段階2」と同様．

検査手順は「段階2」と同様

0	概念	筋の収縮を触知することもできない．
	指示	「段階2」と同様．

検査手順は「段階2」と同様

体幹

6-2. 体幹　伸展（胸椎部）

5	概念	体幹の胸椎部を迅速に伸展させ，水平位またはそれ以上の高さまで容易に持ち上げることが可能．
	指示	上半身をできるだけ高く持ち上げてください．

■ 開始肢位・全体像：基本編
- 腹臥位．
- 上半身（乳頭高さ）は検査台からはみ出させる．
- 両上肢は後頭部で組み合わせる．
- 検者は患者の足部を，両側足関節部における内果と外果の上にて固定する．

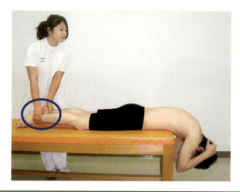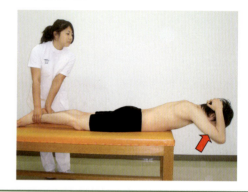

4	概念	体幹の胸椎部を水平位まで伸展させることが可能だが，容易ではなさそう．
	指示	「段階5」と同様．

検査手順は「段階5」と同様

3	概念	体幹胸椎部における伸展が完全に可能．
	指示	上半身をできるだけ高く持ち上げてください．

■ 全体像
- 腹臥位．
- 両上肢は体側に置く．
- 検者は患者の足部を，両側足関節部における内果と外果の上にて固定する．
- 正書（原著第9版）では，この行い方について「体幹伸展」における「胸椎部」というよりは，「胸椎と腰椎」の複合した運動として紹介されている．

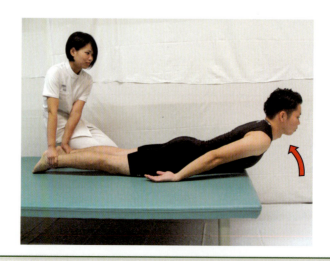

2	概念	体幹の胸椎部における可動域の一部分だけでも運動が可能.
	指示	上半身を台から離して，できるだけ高く持ち上げるように頑張ってください.

■ 開始肢位・全体像
・腹臥位.
・両上肢は体側に置く.
・検者は患者の足部を，両側足関節部における内果と外果の上にて固定する.

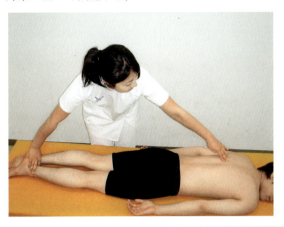

■ 触診：脊柱起立筋
・胸椎のすぐ両側を触診.

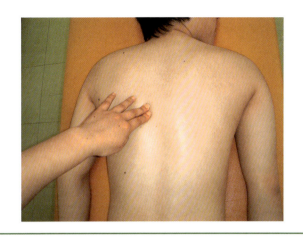

■ 代償動作①
・頸部伸展，肩甲帯後退位をとる.

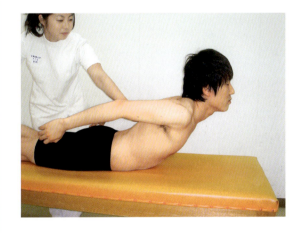

■ 代償動作②
・脊柱起立筋の弱化と股関節伸展筋群が強力である場合に生じる.
・腰椎屈曲位・骨盤後傾位をとる.

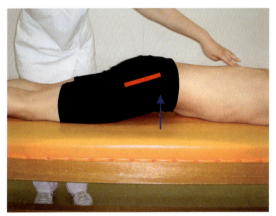

―― ：骨盤

1	概念	筋の収縮を触知できるが運動は起こらない.
	指示	「段階2」と同様.

検査手順は「段階2」と同様

0	概念	筋の収縮を触知することもできない.
	指示	「段階2」と同様.

検査手順は「段階2」と同様

体幹

メモ

7. 骨盤　挙上

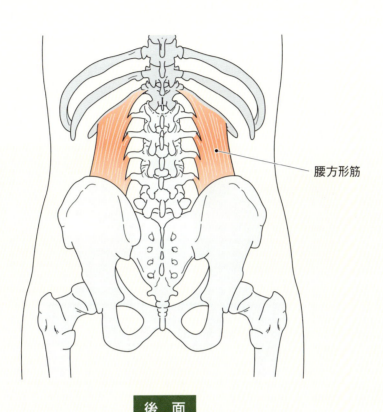

後面

腰方形筋 quadratus lumborum

起　始	腸骨
停　止	第12肋骨，L1-4（横突起），T12（椎体）
支配神経	肋間神経（T12-L3）

その他

筋　名	外腹斜筋 obliquus externus abdominis, 内腹斜筋 obliquus internus abdominis, 広背筋 latissimus dorsi, 腸腰肋筋 iliocostalis lumborum

7. 骨盤　挙上

5

概念 非常に強い抵抗に対抗して骨盤を引き上げ，患者の運動を検者が簡単に制止できないレベル．

指示
1：横腹（よこばら）を縮めるように，骨盤を引き上げてください．
2：足を引っ張りますが，そのままの位置を保持するように頑張ってください．

■ 開始肢位・全体像
- 背臥位．
- 患者は抵抗に耐えるためにベッドの縁を握っておく．
- 検者は患者の足底部に位置する．
- 検者は検査側の足関節を両手で把持し，自分の方に引き下げるよう抵抗を加える．

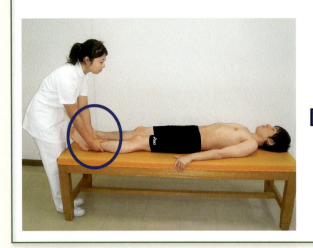 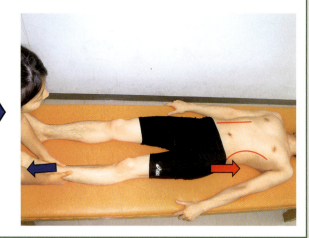

4

概念 骨盤を引き上げ，非常に強い抵抗に対抗できる．

指示 「段階5」と同様．

検査手順は「段階5」と同様

3

概念 抵抗を加えなければ，骨盤の引き上げが完全に遂行できる．

指示 横腹を縮めるように，骨盤を引き上げてください．

■ 開始肢位・全体像
- 背臥位．
- 検者は一方の手で，患者の両側足関節部における内果と外果の上にて固定し，もう一方の手は膝窩部を把持し，ベッドとの摩擦抵抗を減らす．

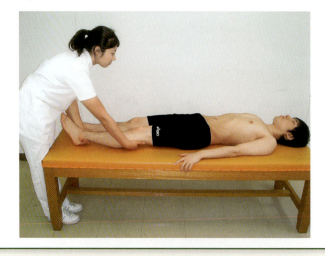

2

概念 可動域の一部分だけでも運動が可能．
指示 横腹を縮めるように，骨盤を引き上げるように頑張ってください．

検査手順は「段階3」と同様

■ 代償動作①：体幹側屈
・腹筋群を過剰努力させることにより，体幹を側方に屈曲させる．

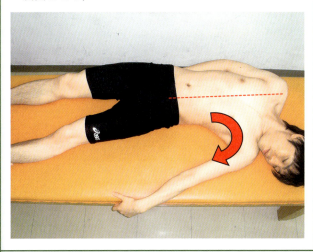

■ 代償動作②：股関節屈曲
・股関節を軽度屈曲させることにより，骨盤挙上したような気分になっている．

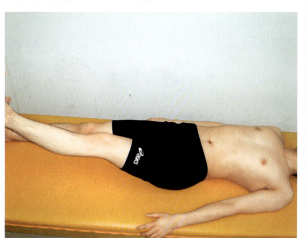

■ 代償動作③：体幹伸展
・脊柱起立筋を過剰努力させることにより，体幹を伸展させる．

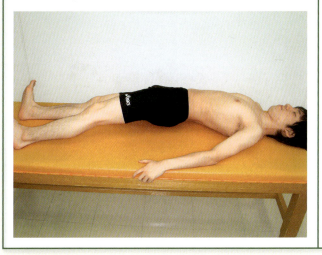

1・0

腰方形筋は深部にあるため，触診できることは稀である．そのため，「段階1」「段階0」の段階づけは避けた方が望ましい．

〈クリニカル・ヒント〉
脊柱が固定されている場合には，テスト側の腰方形筋は同側の股関節を引き上げる作用をもつ．

メモ

8. 体幹　屈曲

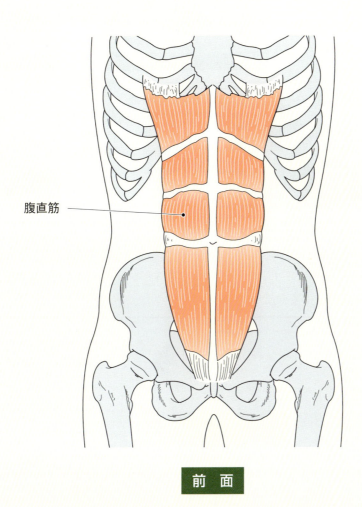

前　面

腹直筋　rectus abdominis

起　始	恥骨
停　止	第5−7肋骨（肋軟骨），胸骨
支配神経	T7−12

その他

筋　名	外腹斜筋　obliquus externus abdominis, 内腹斜筋　obliquus internus abdominis, 大腰筋　psoas major，小腰筋　psoas minor

8. 体幹　屈曲

5
概念 肩甲骨下角がベッドから離れるまで体幹屈曲することができる．
指示 「顎は天井に向けたまま」で，頭や肩の後ろ側や背中が検査台から離れるまで上半身を起こして保持してください．

■ **開始肢位・全体像**
- 背臥位．
- 両上肢は指先を軽く後頭部に触れさせる．
- 検者は患者の胸の横に位置する．

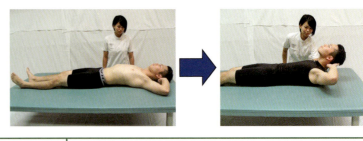

■ **ポイント①**
- 運動遂行後，肩甲骨がベッドから離れていることを確認するため，検者は患者の肩甲骨下に手を差し込み確認を行う．

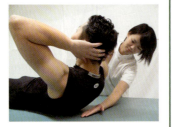

■ **ポイント②**
- 股関節屈曲筋群の筋力低下がみられる場合，検者は患者の骨盤を固定する必要がある．

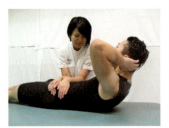

4
概念 肩甲骨がベッドから離れるまで体幹屈曲することができる．
指示 「顎は天井に向けたまま」で，頭や肩の後ろ側や背中が検査台から離れるまで上半身を起こして保持してください．

■ **開始肢位・全体像**
- 背臥位．
- 両上肢は胸の前で交差させる．

■ **ポイント**
- 「段階5」と同様．

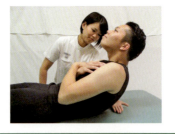

3
概念 肩甲骨がベッドから離れるまで体幹屈曲することができる．
指示 「顎を天井に向けたまま」で，頭や肩の後ろ側，そして両腕も検査台から持ち上げて保持してください．

■ **開始肢位・全体像**
- 背臥位．
- 両上肢は肘伸展位で身体前面に置く．

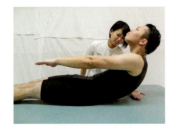

■ **代償動作①：下肢の反動**
- 両下肢を反動で浮かせることで，体幹屈曲を行う．

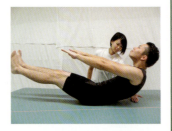

■ **代償動作②：体幹の回旋**
- 体幹を回旋させながら屈曲を行う．

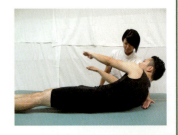

■ 2・1・0 の段階づけ

■ 基本肢位
- 背臥位（被検者における頸部が中間位となるようにしながら実施すれば，頸部への負担軽減につながる）．
- 顎は天井に向けたままとし，両肘を伸ばした状態で両腕体側に置く．
- 両上肢は体側に置く．
- 膝関節屈曲位．
- 検者は両手の4本の指を用いて，胸郭正中で白線（腹直筋の中央線）の上で腹直筋の触診を行う．

注）第1～3の操作は途中終了せず，最後まで遂行したうえで段階づけを行う必要がある場合が多い．

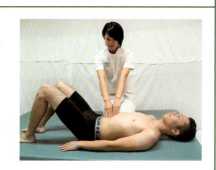

第1操作 頭を持ち上げるよう指示． 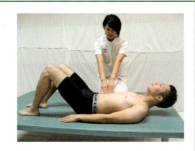	可能	肩甲骨が台から離れるくらい体幹を前屈できれば「段階2」を疑う		
	不可能	第2操作へ		
第2操作 検者は介助しながら患者に前屈を指示． 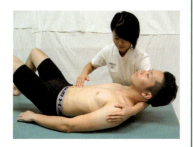	胸郭の凹み	あり	「段階2」を疑う	
		なし	筋収縮の触知	可能 「段階1」を疑う
				不可能 第3操作へ（「段階0」の可能性あり）
第3操作 患者に咳をするよう指示． 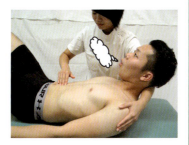	咳が可能で胸部が凹む	「段階2」を疑う		
	咳が不可能	筋収縮の触知	可能	「段階1」を疑う
			不可能	「段階0」を疑う

体幹

2
概念 運動の一部遂行が可能．

1
概念 筋の収縮を触知できるが運動は起こらない．

0
概念 筋の収縮を触知することもできない．

メモ

9. 体幹　回旋

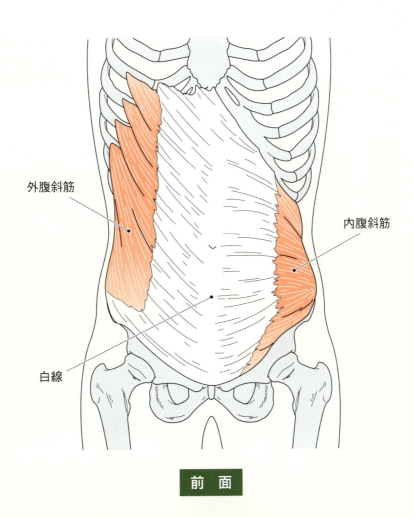

前　面

外腹斜筋 obliquus externus abdominis

起　始	第5－12肋骨
停　止	腸骨稜（外側縁），白線，恥骨結合
支配神経	肋間神経（T7－12）

内腹斜筋 obliquus internus abdominis

起　始	腸骨稜，鼠径靭帯
停　止	第7－12肋骨，白線
支配神経	肋間神経（T7－12），腰神経：腸骨鼠径神経ならびに腸骨下腹神経（L1）

その他

筋　名	深部背筋（一側）deep back muscles (one side)

9. 体幹　回旋

5	概念	肩甲骨（外腹斜筋が働いている側）がベッドから離れるまで，体幹を回旋させることができる．
	指示	右（左）の肘を左（右）の膝に近づけるように身体を起こしてください．

■ 開始肢位・全体像
・背臥位．
・両上肢は指先を頭部側面に触れさせる．
・検者は患者の腰のレベルに位置する．

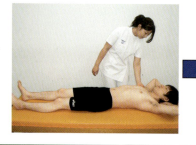 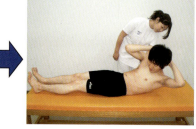

■ ポイント①
・肩甲骨がベッドから離れていることを確認するため，検者は患者の肩甲骨の下に手を差し込み確認を行う．

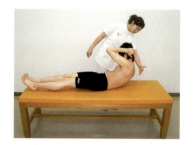

■ ポイント②
・右外腹斜筋と左内腹斜筋をテスト→右肘を左膝へ．
・左外腹斜筋と右内腹斜筋をテスト→左肘を右膝へ．

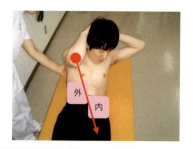

4	概念	肩甲骨がベッドから離れるまで，体幹を回旋させることができる．
	指示	「段階5」と同様．

■ 開始肢位・全体像
・背臥位．
・両上肢は胸の前で交差させる．

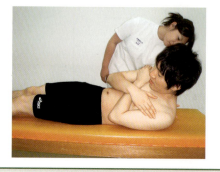

3	概念	肩甲骨がベッドから離れるまで，体幹を回旋させることができる．
	指示	「段階5」と同様．

■ 開始肢位・全体像
・背臥位．
・両上肢は肘伸展位で身体前面に置く．

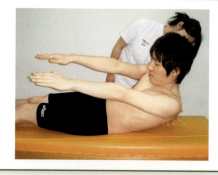

2	概念	肩甲骨下角を台から離せないが，可動域の一部分だけでも運動が可能であり，胸郭の凹みを確認できる．
	指示	右（左）の肘を左（右）の膝に近づけるように身体を起こしてください．

■ **開始肢位・全体像**
・背臥位．
・両上肢は肘伸展位で身体前面に置く．

■ **ポイント**
・一方の外腹斜筋を触診する．
・他方の外腹斜筋を触診する．
・一方の手を胸郭下方の前腹壁外側に置き，筋の走行に沿って，上前腸骨棘（ASIS）まで触診し続ける．
・内腹斜筋の触診も同時に行う．

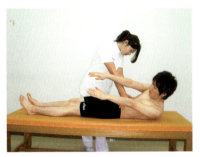
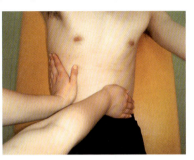

■ **代償動作：下肢の反動**
・両下肢を反動で浮かせることで，体幹の回旋を行う．

■ **代償動作：大胸筋**
・大胸筋の過剰努力により，肩をすくめながらの運動が生じる（どの段階でも同様）．

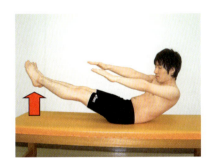
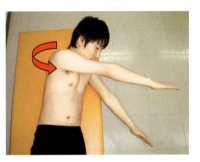

1	概念	筋のわずかな収縮を目視および触知できるが運動は起こらない．
	指示	「段階2」と同様．

■ **開始肢位・全体像**
・背臥位．
・両上肢は体側に置く．
・膝関節屈曲位．
・検者は患者の頭部を支持する．

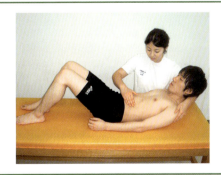

0	概念	筋の収縮を触知することもできない．
	指示	「段階2」と同様．

検査手順は「段階2」と同様

メモ

10. 肩甲骨　外転と上方回旋

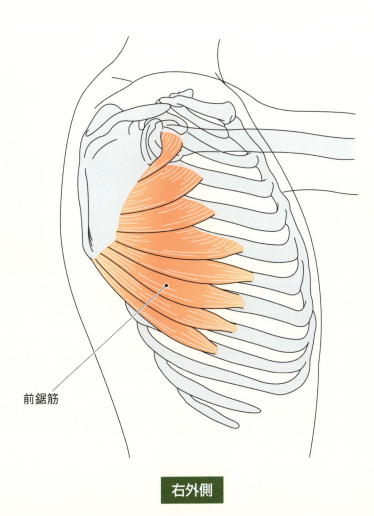

右外側

前鋸筋 serratus anterior

起　始	第 1−8（9）肋骨（外側面中央部）
停　止	肩甲骨（内側縁の肋骨面）
支配神経	長胸神経（C5−7）

その他

筋　名	小胸筋 pectoralis minor

10. 肩甲骨　外転と上方回旋

5
概念　最大限に肩甲骨の外転と上方回旋を行った後,最大抵抗に耐え,その肢位の保持が可能.
指示
1：腕を「前へならえ」のようにして,そのまま上に上げてください.
2：その腕を押し下げますが,頑張ってその位置を保ってください.

■ **開始肢位**
・端座位で手は膝の上に置く.

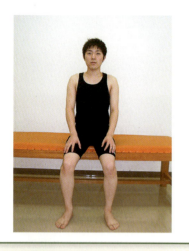

■ **全体像**
・検者はテスト側に位置する.
・肘関節は伸展位,肩関節は130°屈曲位.
・翼状肩甲にならないように上方回旋・外転させる.

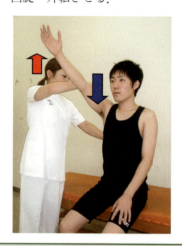

■ **抵抗部位**
・肘近位の上腕（検者の右手）.
■ **触診**
・母指と示指を肩甲骨下角の内側縁と外側縁に沿うようにあて触診する（検者の左手）.

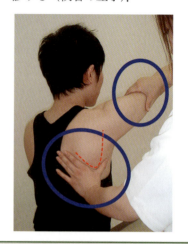

4
概念　最大限に肩甲骨の外転と上方回旋を行った後,最大抵抗に耐えることができず,その肢位の保持が不可能.
指示　「段階5」と同様.

検査手順は「段階5」と同様

3
概念　抵抗がなければ翼状肩甲を呈することなく全可動域にわたり外転と上方回旋ができ,その肢位の保持が可能.
指示　肘を伸ばし,そのまま頭の上に上げてください.
別法：あなたの腕を持ち上げ,壁の上の目標点に届かせようとしてください.

検査手順は「段階5」と同様

■ **5,4,3の別法**

■ **開始肢位・全体像**
・肩関節は130°屈曲位まで挙上.
・検者はテスト側に位置する.
・患者は可能な限り上肢を前方に突き出す.

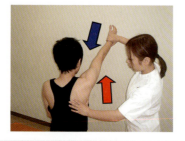

■ **ポイント**
・患者に肩関節を130°屈曲位まで思い切り腕を挙上させる.
・一方の手で手関節の真上を握り,下方かつ後方（患者の背面方向）に抵抗を加える.
・もう一方の手は,体幹回旋を防ぐため肩甲骨下角に当て,体幹を支える.
・成書では,壁か天井に一点のポイントを設け,そこを目標として手を届かせようとさせることが記載されている.

2	概念	挙上位に保とうとしたときに肩甲骨が外転かつ上方回旋するなら段階2，肩甲骨がスムーズに外転，上方回旋しない場合は2－と判定．
	指示	1：腕をこの位置（90°以上）に保ってください． 2：次に力を抜いてください．そしてもう一度同じように上げてください．

■ **開始肢位・全体像**
- 端座位で肩関節は90°以上の屈曲位．
- 検者はテスト側に位置する．
- 検者は一方の手で，患者の肘を水平位より高く保つように支え，もう一方の手で触診する．

■ **触診**
- 運動の制限をしない程度に肩甲骨下角に母指と示指を軽く添え触診し，肩甲骨が翼状を呈するかどうかを観察する．

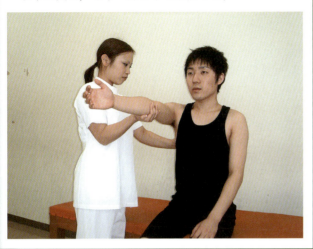
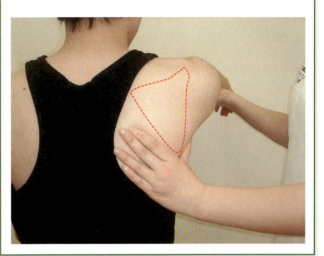

1	概念	筋のわずかな収縮を触知できるが運動は起こらない．
	指示	「段階2」と同様．

■ **開始肢位・全体像**
- 検者は，患者近く（斜め前）に位置する．

■ **触診：前鋸筋**
- 指先を肩甲骨下角の前で，外側縁に沿うようにあて，前鋸筋を触診する．

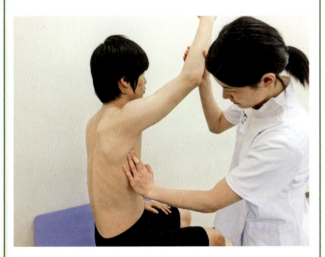
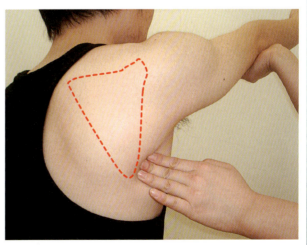

0	概念	筋の収縮を触知することもできない．
	指示	「段階2」と同様．

検査手順は「段階2」と同様

上肢

10. 肩甲骨　外転と上方回旋

■「段階 1」の別法（背臥位での検査）

概念　肩関節 90°屈曲の位置を保持するように頑張った際，前鋸筋の収縮がある．
指示　あなたの腕を，この位置で保つように頑張ってください．

■ 開始肢位
・背臥位．
■ 全体像
・検者はテスト側に位置し，検査する側の上肢（肩関節）を 90°屈曲させる．
・検者は対象者の肘付近を把持しながら上肢全体を支える．
■ 触診
・もう一方の手で，前鋸筋の触診を実施する．
・「肩甲骨下角の前」かつ「腋窩部の外側縁」において，指先を沿わせて触診する．
■ 段階づけ
・前鋸筋の収縮活動があれば「段階 1」となる．
・前鋸筋の収縮活動がない場合には「段階 0」となる．

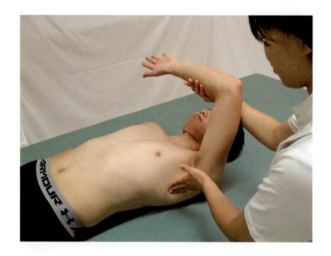

メ　モ

11. 肩甲骨　挙上

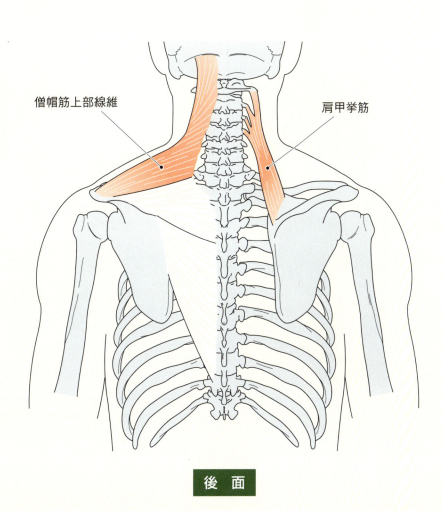

後 面

僧帽筋（上部線維） trapezius (upper fibers)

起　始	後頭骨，C7（棘突起）
停　止	鎖骨（外側 1/3 後縁）
支配神経	副神経（C3-4）

肩甲挙筋 levator scapulae

起　始	C1-4（横突起）
停　止	肩甲骨
支配神経	肩甲背神経（C5）

その他

筋　名	大菱形筋 rhomboid major，小菱形筋 rhomboid minor

11. 肩甲骨　挙上

5	概念	最大限に肩甲骨挙上を行った後，最大抵抗に耐え，その肢位の保持が可能．
	指示	1：両方の肩をそれぞれの耳につけるよう意識しながらすくめてください． 2：その肩を下に押し下げますが，頑張ってその位置を保ってください．

■ 開始肢位
- 両手を膝の上に置いた端座位．

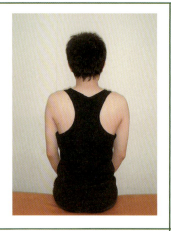

■ 全体像
- 検者は患者の後ろに位置する．
- 検者の両手は患者の両肩にあてがう．

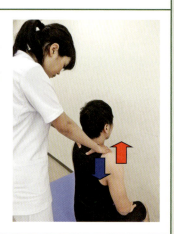

■ 抵抗部位
- 患者の両肩に置いた両手で，下方に抵抗を加える．
- 抵抗は両肩同時に実施する．
- 検者の腕はほぼ直線状になるようにする．

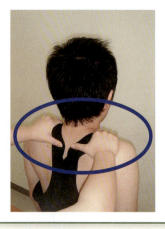

■ ポイント
- 検者は患者の肩関節と肩甲骨の動きを以下の現象に注意しながら観察する．
  ①非対称な肩の筋肉の盛り上がりの有無．
  ②翼状肩甲の有無．

＊これらの現象は，一側上肢を頻繁に使用することで生じてくる可能性がある．そのため，利き手側に生じやすいと考えられる．

4	概念	最大限に肩甲骨挙上を行った後，強度～中等度の抵抗に耐え，その肢位の保持が可能．最終点で耐えきれないこともある．
	指示	「段階5」と同様．

検査手順は「段階5」と同様

3	概念	抵抗がなければ全可動域にわたり挙上ができ，その肢位の保持が可能．
	指示	両方の肩をそれぞれの耳につけるよう意識しながらすくめてください．

■ 全体像
- 抵抗を加えないこと以外は「段階5」と同様．

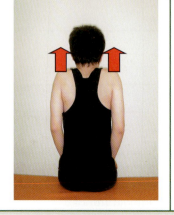

■ 代償動作：菱形筋群によるもの
- 肩甲骨下角が脊椎棘突起の内側，かつ下方に向かう運動が起こる（肩甲骨の内転や下方回旋）．

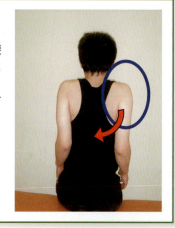

2

概念　重力を除いた状態で全可動域にわたり挙上が可能．
指示　「段階3」と同様．

■ 開始肢位
・腹臥位または背臥位．
・背臥位の場合には頭は中立位をとらせる．
・腹臥位の場合には，筋を触知しやすくするため，頭部はテスト側とは反対側に向けた方がよい．

■ 全体像
・検者はテスト側に位置する．
・治療台との摩擦を避けるため，一方の手でテスト側の肩を支え，他方の手で触診を行う．
・検査は一側ずつ実施する．

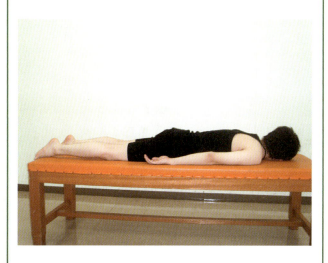
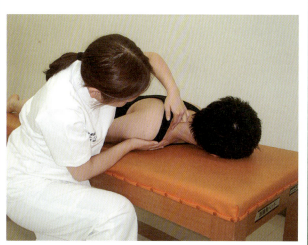

1

概念　筋のわずかな収縮を触知できるが運動は起こらない．
指示　「段階3」と同様．

検査手順は「段階2」と同様

■ 触診部位①：僧帽筋（上部線維）	■ 触診部位②：僧帽筋（上部線維）	■ 触診部位③：肩甲挙筋
・一方の手で肩を支え，他方の手で鎖骨の上で僧帽筋上部の付着部を触知．	・頸椎中央線に沿って僧帽筋上部を触知．	・肩甲挙筋の付着は肩甲棘より上の肩甲骨椎骨縁（内側縁）で触知．

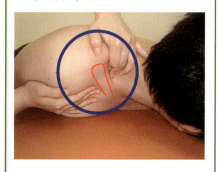
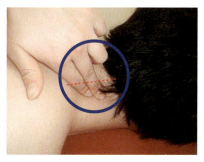
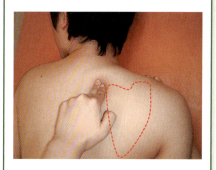

-------は頸椎中央線

0

概念　筋の収縮を触知することもできない．
指示　「段階3」と同様．

検査手順は「段階2」と同様

メモ

12. 肩甲骨　内転

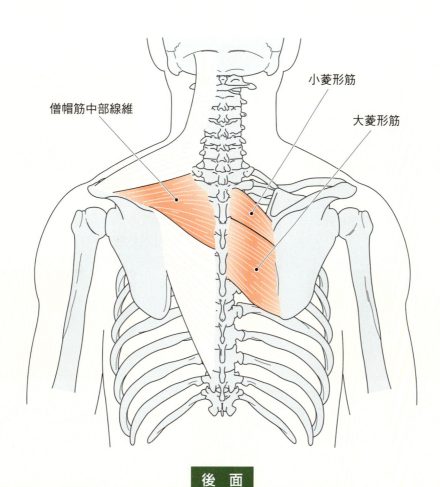

後　面

僧帽筋（中部線維） trapezius (middle fibers)

起　始	T1−5（棘突起）
停　止	肩甲骨（肩甲棘）
支配神経	副神経（C3−4）

大菱形筋 rhomboid major

起　始	T2−5（棘突起）
停　止	肩甲骨（肩甲棘）
支配神経	肩甲背神経（C5）

その他

筋　名	小菱形筋 rhomboid minor，僧帽筋（上部と下部）trapezius (upper and lower)，肩甲挙筋 levator scapulae

12. 肩甲骨　内転

5
概念　最大限に肩甲骨内転を行った後，最大抵抗に耐え，その肢位の保持が可能．
指示　1：肘を後ろに引いてください．
　　　　2：その肘を下に押し下げますが，頑張ってその位置を保ってください．

■ **開始肢位**
・腹臥位．
・肩は検査台の縁あたりに位置させる．
・肩関節は90°外転位，肘関節は90°屈曲位にして前腕を垂らす．
・頭部はどちらに向けてもよい．

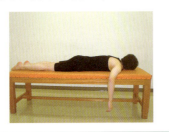

■ **全体像**
・検者はテスト側の上肢のそばに位置する．
・体幹回旋を防ぐために反対側の肩甲骨を押さえて固定する．

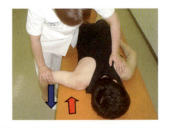

■ **ポイント①：三角筋後部が段階3以上のとき**
・抵抗を加える手は上腕骨遠位端に置く．
・テスト中は抵抗部位を変えてはならない．

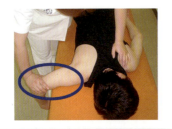

■ **ポイント②：三角筋後部が段階2以下のとき**
・抵抗を加える手は肩関節の上に置く．
・テスト中は抵抗部位を変えてはならない．

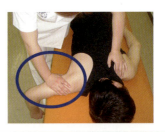

4
概念　最大限に肩甲骨内転を行った後，強度～中等度の抵抗に耐え，その肢位の保持が可能．
指示　「段階5」と同様．

検査手順は「段階5」と同様

3
概念　抵抗がなければ全可動域にわたり内転ができ，その肢位の保持が可能．
指示　肘をできるだけ高く後ろに引いてください．

■ **全体像**
・抵抗を加えないこと以外は「段階5」と同様．

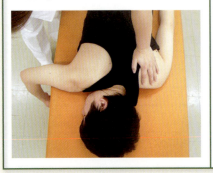

■ **代償動作：菱形筋群**
・肩甲骨が内転，かつ下方回旋する．

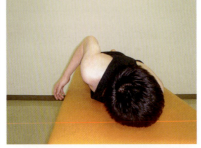

■ **代償動作：三角筋後部**
・肩関節の水平外転が起こるが，肩甲骨の内転は起こらない．

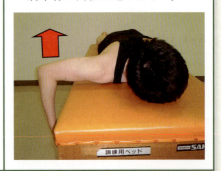

| **2** | 概念　重力（上肢の重量）を除いた状態で全可動域にわたり内転が可能．
指示　肘を後ろに引いてください． |

■ 開始肢位・全体像
・腹臥位．
・検者は患者のテストする側の上肢のそばに位置する．

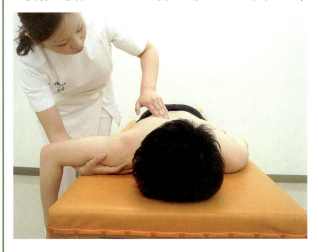

■ ポイント
・一方の手で患者の肩と腕を抱きかかえ，他方の手で筋収縮を触診する．

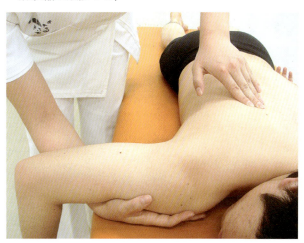

■ 触診部位①：僧帽筋（中部線維）
・肩甲棘の直上部を触診．

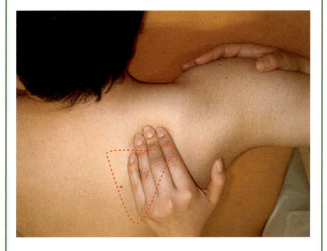

■ 触診部位②：大・小菱形筋
・肩甲骨下角から脊柱に向かって内側かつ上方で触診．

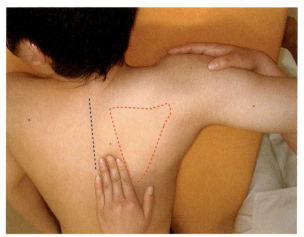

--------：脊柱中央線

| **1** | 概念　筋のわずかな収縮を触知できるか，またはわずかな運動が起こる．
指示　「段階2」と同様． |

検査手順は「段階2」と同様

| **0** | 概念　筋の収縮を触知することもできない．
指示　「段階2」と同様． |

検査手順は「段階1」と同様

メモ

13. 肩甲骨　下制と内転

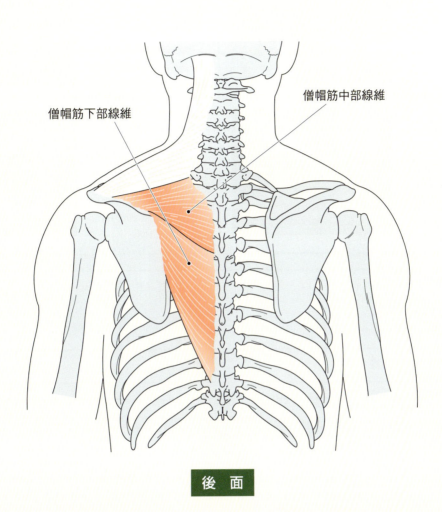

後面

僧帽筋（中部線維） trapezius (middle fibers)

起　始	T1－5（棘突起）
停　止	肩甲骨（肩甲棘）
支配神経	副神経（C3－4）

僧帽筋（下部線維） trapezius (lower fibers)

起　始	T6－12（棘突起）
停　止	肩甲骨（肩甲棘）
支配神経	副神経（C3－4）

その他

筋　名	広背筋 latissimus dorsi, 大胸筋 pectoralis major, 小胸筋 pectoralis minor

13. 肩甲骨　下制と内転

5
概念　最大限に肩甲骨下制と内転を行った後，最大抵抗に耐え，その肢位の保持が可能．
指示　1：あなたの腕をできるだけ高く上げてください．
　　　　2：その腕を下に押し下げますが，頑張ってその位置を保ってください．

■ 開始肢位
- 腹臥位．
- 上肢は約145°外転位で前腕中間位．
- 頭部はどちらに向けてもよい．

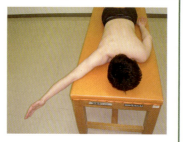

■ 全体像
- 検者はテスト側に位置する．
- 患者の上肢は耳の高さで保持させる．
- 検者は上腕骨遠位端に下方への抵抗を加える．

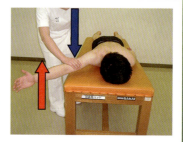

■ 抵抗部位①
- 肘関節の中枢側寄りの上腕骨遠位端．
- テスト中は抵抗部位を変えてはならない（同一のテコの柄を用いる原則）．

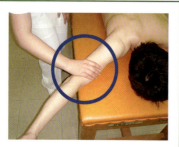

■ 抵抗部位②
- 肩甲骨の外側縁上．
- この場合，検査による抵抗は軽めとなる．
- テスト中は抵抗部位を変えてはならない（同一のテコの柄を用いる原則）．

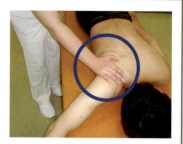

4
概念　最大限に肩甲骨下制と内転を行った後，強度〜中等度の抵抗に耐え，その肢位の保持が可能．
指示　「段階5」と同様．

検査手順は「段階5」と同様

3
概念　抵抗がなければ全可動域にわたり下制と内転ができ，その肢位の保持が可能．
指示　腕を高く上げてください．

■ 全体像
- 抵抗を加えないこと以外は「段階5」と同様．

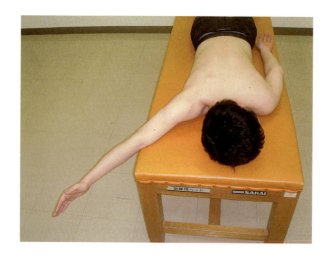

2

概念 重力（上肢の重量）を除いた状態で全可動域にわたり下制と内転が可能.
指示 腕をできるだけ高く，耳の上まで上げてください．

■ 開始肢位
- 腹臥位．
- 抵抗を加えないこと以外は「段階5」と同様．

■ 全体像
- 検者はテスト側に位置する．
- 検者は肘関節の部分で上肢を下から把持し支える．

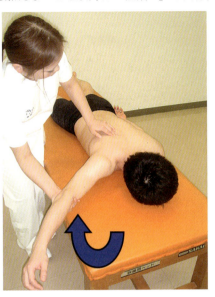
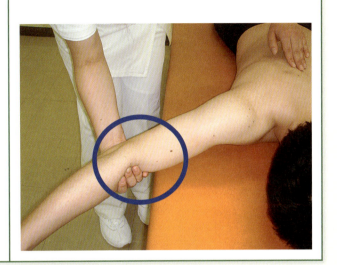

1

概念 僧帽筋下部線維の走行に沿った部分の筋収縮は触知できるが，運動は起こらない．
指示 「段階2」と同様．

■ 開始肢位・全体像
- 抵抗を加えないこと以外は「段階5」と同様．

■ 触診部位：僧帽筋下部線維
- 肩甲棘根部と下部胸椎（第7〜12胸椎）の間に僧帽筋下部線維の筋の収縮活動を触知．

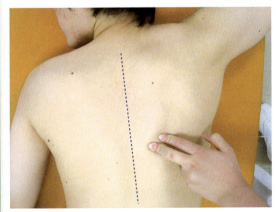

--------：脊柱中央線

0

概念 筋の収縮を触知することもできない．
指示 「段階2」と同様．

検査手順は「段階1」と同様

メモ

14. 肩甲骨　内転と下方回旋

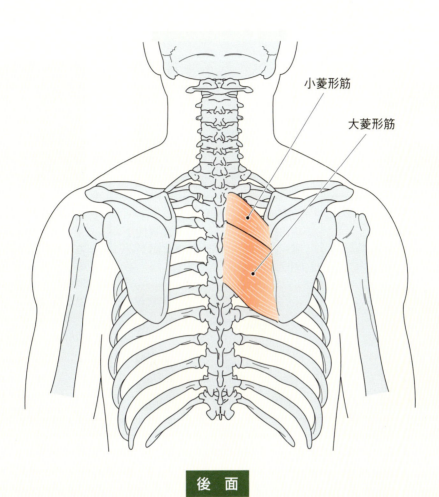

後面

大菱形筋 rhomboid major

起　始	T2-5（棘突起）
停　止	肩甲骨（肩甲棘）
支配神経	肩甲背神経（C5）

小菱形筋 rhomboid minor

起　始	C7・T1（棘突起）
停　止	肩甲骨（肩甲棘）
支配神経	肩甲背神経（C5）

その他

筋　名	肩甲挙筋 levator scapulae

14. 肩甲骨　内転と下方回旋

5

概念 最大限に肩甲骨内転と下方回旋を行った後，最大抵抗に耐え，その肢位の保持が可能．
指示
1：手を持ち上げてください．
2：その腕を押し下げようとしますが，頑張ってその位置を保ってください．

■ **開始肢位**
- 腹臥位．
- 肩関節は内旋，内転させる．
- 肘関節は屈曲し，手の甲を背に載せる．
- 頭部はどちらに向けてもよい．

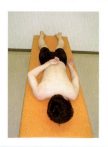

■ **抵抗部位**
- 検者は上腕骨遠位端（肘の直上）で，下方かつ外方に抵抗を加える．

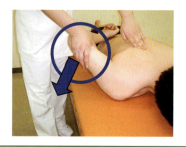

■ **触診部位：菱形筋**
- 肩甲骨内側縁の下に指先を深く差し入れ，菱形筋の運動を触知する．

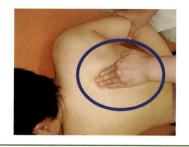

■ **全体像**
- 検者はテスト側に位置する．
- 患者は背から手の甲を離すように持ち上げ保持する．

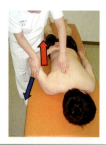

★ **肩関節伸筋が弱いとき**
- 肩甲骨外側縁から肩峰端周囲を把持し，下方かつ外側に抵抗を加える．

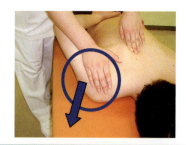

■ **ポイント**
- 菱形筋群の収縮活動が強度である場合には，肩甲骨内側縁の縁の下からはじき出される．この現象は「段階4」でも同様に発生し得る．
- 主動作筋が弱い場合，体幹伸展・回旋による代償動作が起こりやすい．

4

概念 最大限に肩甲骨内転と下方回旋を行った後，強度〜中等度の抵抗に耐え，その肢位の保持が可能．
指示 「段階5」と同様．

検査手順は「段階5」と同様

3

概念 抵抗がなければ全可動域にわたり内転と下方回旋ができ，その肢位の保持が可能．
指示 手を持ち上げてください．

■ **開始肢位・全体像**
- 抵抗を加えないこと以外は「段階5」と同様．

■ **代償動作：僧帽筋（中部線維）**
- 肩甲骨が下方回旋を伴わずに内転する．代償動作の有無確認は触診によってのみ可能．

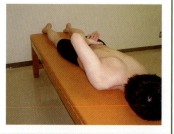

■ **代償動作：上腕伸筋**
- 肘が大きく持ち上がる．したがって，上腕伸筋を活動させないよう，手の甲も同時に背から持ち上げさせる．

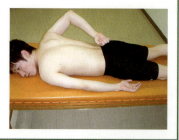

2	概念	全可動域にわたり内転と下方回旋が可能．
		別法（腹臥位での検査）：肩甲骨の運動範囲の一部分を行うことができる．
	指示	後ろにした手を背から離すように持ち上げようとしてください．

■ 開始肢位
・端座位．
・肩関節は内旋・伸展，かつ背面にて肘関節を屈曲させ，手背を腰にあてさせる．

■ 全体像
・検者はテスト側に位置する．
・一方の手で患者の手首を把持し上肢を支える．

■ 触診：菱形筋群
・もう一方の手は，肩甲骨内側縁の下に指先をしっかりと差し込み，菱形筋の運動を触知する．

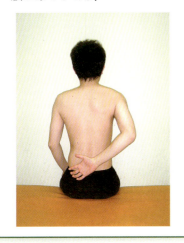
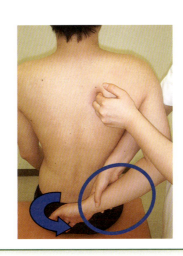
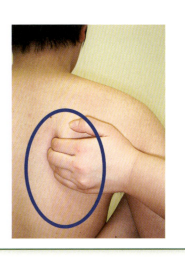

1	概念	筋のわずかな収縮を触知できるが運動は起こらない．
	指示	「段階2」と同様．

検査手順は「段階2」と同様

0	概念	筋の収縮を触知することもできない．
	指示	「段階2」と同様．

検査手順は「段階2」と同様

■ 2・1・0の別法

■ 開始肢位
・腹臥位．
・肩関節は45°外転位，肘関節は90°屈曲位．
・手の甲を背に載せる．

■ 全体像
・検者はテスト側に位置する．
・検者は一方の手を患者の肩の下に入れ，上肢を下から支える．

■ 触診：菱形筋群
・もう一方の手は，肩甲骨内側縁の下に指先をしっかりと差し込み，菱形筋の運動を触知する．

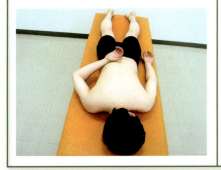
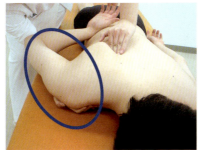
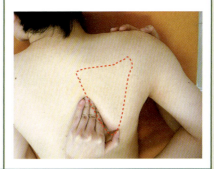

メ モ

15. 肩甲骨　下制

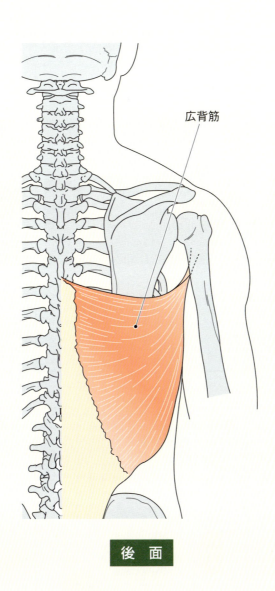

後面

広背筋 latissimus dorsi

起　始	T6(7)−L5（棘突起），仙椎，第 9−12 肋骨，腸骨（稜，後方）
停　止	上腕骨（結節間溝）
支配神経	胸背神経（C6−8）

15. 肩甲骨　下制

5	概念 最大限に上肢を下方（足部側）に押し下げた後，最大抵抗に耐え，その肢位の保持が可能． 指示 1：手を足に届かせるように下に向かって伸ばしてください． 　　　2：腕を頭の方に押し上げようとしますが，頑張ってその位置を保ってください．

■ 開始肢位
- 腹臥位で頭はテスト側へ向ける．
- 両上肢は手掌を上向きにして体側に置く．
- 肩関節は内旋位で顎の高さまで上げておく（下の写真）．

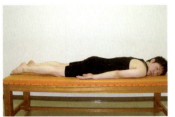
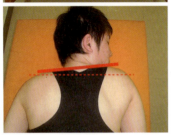

■ 全体像
- 検者はテスト側に位置する．
- 患者は上肢を下方（尾側）に押し下げようとする．

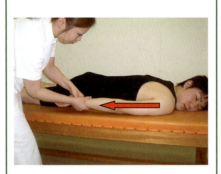

■ 抵抗部位
- 手首の上で前腕を把持し，頭の方向へ押し上げる．

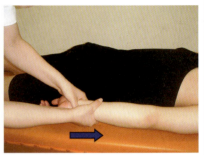

座位（「段階5」のみ）　概念　殿部を検査台から離すことが可能．

■ 開始肢位
- 端座位．
- 両手は検査台について股関節のそばに置く（プッシュアップ台を用いてもよい）．

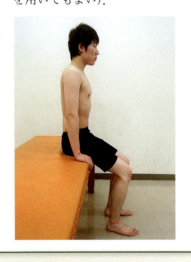

■ 全体像
- 検者は患者の後方に位置する．
- 患者は両手を突っ張り，検査台から殿部を持ち上げて浮かすようにする．

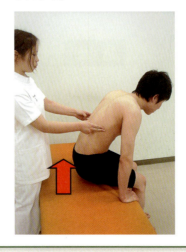

■ 触診部位：広背筋
- 腰部のすぐ上の胸壁の両外側に，広背筋の筋線維を触知する．
- 両側を同時に触診する．

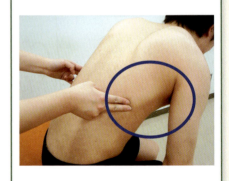

4	概念 最大限に上肢を下方（足部側）へ押し下げた後，強力な抵抗には耐えることができず，その肢位の保持が不可能． 指示 「段階5」と同様．

検査手順は「段階5」と同様

16. 肩関節　屈曲（前方挙上）

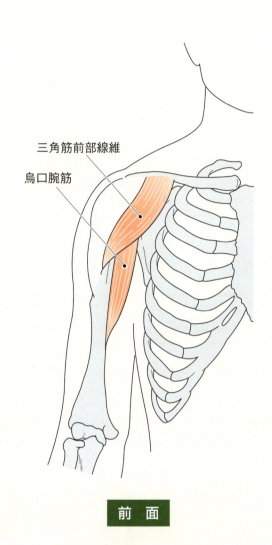

前　面

三角筋（前部線維）deltoid (anterior fibers)

起　始	鎖骨（外側1/3の前上側縁）
停　止	上腕骨（三角筋粗面）
支配神経	腋窩神経（C5−6）

烏口腕筋 coracobrachialis

起　始	肩甲骨（烏口突起）
停　止	上腕骨（骨幹，中央1/3内側面）
支配神経	筋皮神経（C5−7）

その他

筋　名	大胸筋（上部線維）pectoralis major (upper fibers)， 三角筋（中部線維）deltoid (middle fibers)，前鋸筋 serratus anterior

※ 前鋸筋は肩甲骨を上方回旋させ，肩甲骨の内転を防ぐ．

16. 肩関節　屈曲（前方挙上）

5	概念	肩関節90°屈曲を行った後，最大抵抗に耐え，その肢位の保持が可能．
	指示	1：腕を前の方から肩の高さまで上げてください． 2：その腕を押し下げますが，頑張ってその位置を保ってください．

■ **開始肢位**
- 端座位．
- 肘関節は軽度屈曲位．
- 前腕回内位で手は体側に置く．

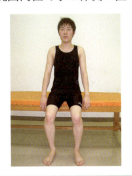

■ **全体像**
- 検者はテスト側に位置する．
- 患者は肩関節を90°まで屈曲して前腕回内位で保持する．

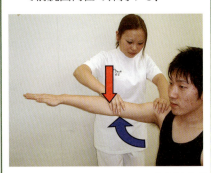

■ **抵抗部位**
- 上腕骨遠位端（肘の直上あたり）で下方に抵抗を加える．

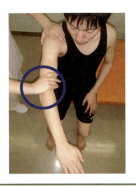

4	概念	肩関節90°屈曲を行った後，強度〜中等度の抵抗に耐え，その肢位の保持が可能．
	指示	「段階5」と同様．

検査手順は「段階5」と同様

3	概念	抵抗がなければ肩関節を90°まで屈曲ができ，その肢位の保持が可能．
	指示	腕を前の方から肩の高さまで上げてください．

■ **全体像**
- 抵抗を加えないこと以外は「段階5」と同様．

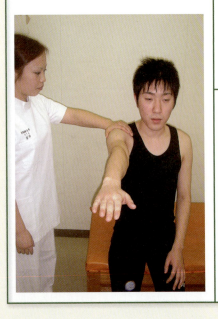

■ **代償動作：上腕二頭筋**
- 肩関節の外旋を伴った屈曲．

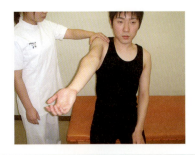

■ **代償動作：大胸筋**
- 水平内転を伴った屈曲．
- 約70°までが起こり得る．

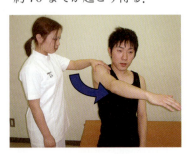

■ **代償動作：僧帽筋（上部線維）**
- 肩甲骨の挙上を伴った屈曲．

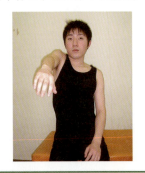

■ **代償動作：体幹**
- 身体を後方に反らせながら屈曲．

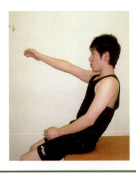

2	概念	重力に対抗して部分的に屈曲が可能．
	指示	腕を上げようとしてください．

■ 開始肢位
・「段階5」と同様．

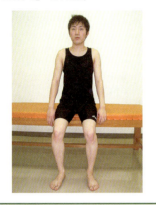

■ 全体像
・検者はテスト側に位置する．
・患者は肩関節を90°まで屈曲する．

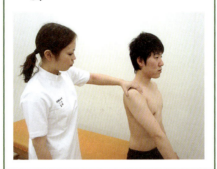

■ 触診：三角筋
・肩関節の上で三角筋の上前面を把持し，三角筋前部線維を触知する．

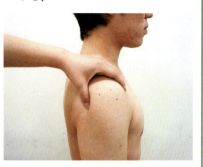

1	概念	筋のわずかな収縮を触知または目視できるが運動は起こらない．
	指示	「段階2」と同様．

検査手順は「段階2」と同様

0	概念	筋の収縮を確認できない．
	指示	「段階2」と同様．

検査手順は「段階2」と同様

■ 2・1・0の別法（座位姿勢をとれない場合）

■ 開始肢位・全体像
・患者はテスト側の上肢を上にした側臥位．
・検者はテスト側の上肢を前腕の下から支える．
・重力を除いた状態で，「段階2」では全運動範囲にわたり運動が可能．

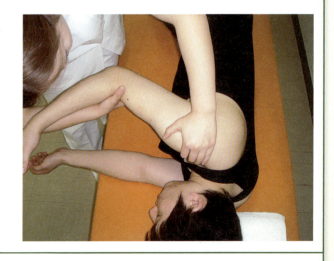

注）主動作筋である烏口腕筋は，肩関節屈曲作用を有する．しかし，深部にあるため「触診は不可能」であるか，無理に行った場合，「患者に不快感を与える」可能性が高いので注意が必要．

メモ

17. 肩関節　伸展（後方挙上）

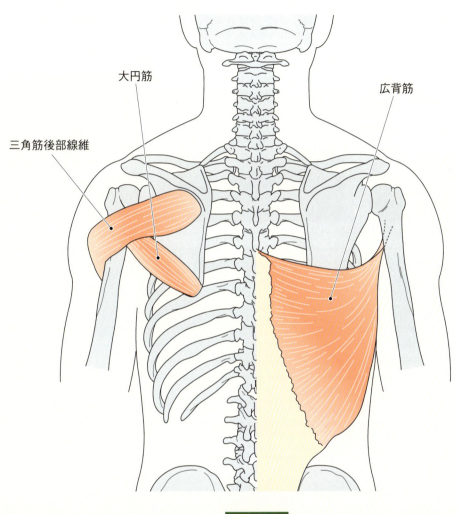

後　面

広背筋 latissimus dorsi

起　始	T6(7)－L5（棘突起），仙椎，第 9－12 肋骨，腸骨（稜，後方）
停　止	上腕骨（結節間溝）
支配神経	胸背神経（C6－8）

三角筋（後部線維）deltoid (posterior fibers)

起　始	肩甲骨（肩甲棘下縁）
停　止	上腕骨（三角筋粗面）
支配神経	腋窩神経（C5－6）

大円筋 teres major

起　始	肩甲骨（下角の背側面）
停　止	上腕骨（結節間溝）
支配神経	肩甲下神経（C5－6）

その他

筋　名	上腕三頭筋（長頭）triceps brachii (long head)

17. 肩関節　伸展（後方挙上）

5
- **概念** 最大限に肩関節伸展を行った後，最大抵抗に耐え，その肢位の保持が可能．
- **指示**
  1：腕をできるだけ高く後ろに上げてください．
  2：その腕を上から押さえますが，頑張ってその位置を保ってください．

■ 開始肢位
- 腹臥位．
- 肩関節は内旋位．
- 肘関節は伸展位．
- 頭は一側に向ける．
- 両上肢は手掌を上向きにして体側に置く．

■ 全体像
- 検者はテスト側に位置する．
- 患者は肘関節をしっかり伸ばしたまま，上肢を検査台から離すように持ち上げる（「段階3」の写真参照）．

■ 抵抗部位
- 上腕骨遠位端後面（肘関節の直上あたり）を把持し，肩関節屈曲の方向に抵抗を加える．

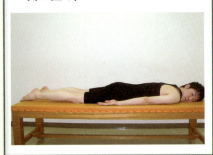
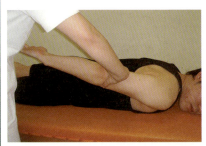
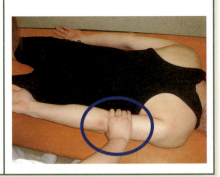

4
- **概念** 最大限に肩関節伸展を行った後，強度な抵抗には耐えることができず，その肢位の保持が不可能．
- **指示** 「段階5」と同様．

検査手順は「段階5」と同様

3
- **概念** 抵抗がなければ全可動域にわたり伸展ができ，その肢位の保持が可能．
- **指示** 腕をできるだけ高く後ろに上げてください．

■ 開始肢位・全体像
- 抵抗を加えないこと以外は「段階5」と同様．

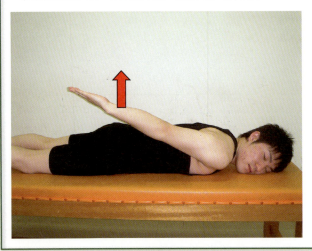

2	概念	全可動域の一部分だけ伸展が可能.
	指示	腕を後ろに上げようとしてください.

検査手順は「段階3」と同様

1	概念	運動に寄与する筋におけるわずかな収縮を触知できるが運動は起こらない.
	指示	「段階2」と同様.

■ **開始肢位・全体像**
・腹臥位.
・検者はテスト側に位置する.
・抵抗を加えないこと以外は「段階5」と同様.

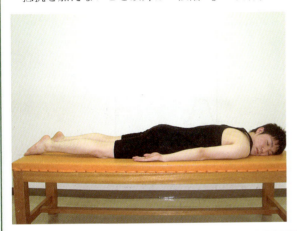

触診①：三角筋（後部線維）
・腋窩の直上，肩関節の後面で三角筋後部線維を触知.

触診②：広背筋
・肩甲骨下角の下部，外側で広背筋を触知.

触診③：大円筋
・腋窩近位部，肩甲骨外側縁で大円筋を触知.

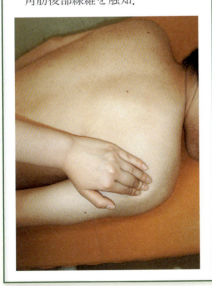 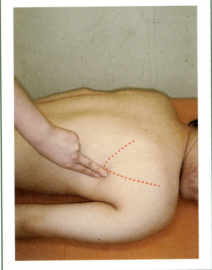 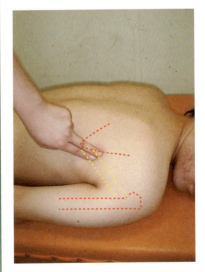

0	概念	筋の収縮を触知することもできない.
	指示	「段階2」と同様.

検査手順は「段階1」と同様

メモ

18. 肩甲平面挙上

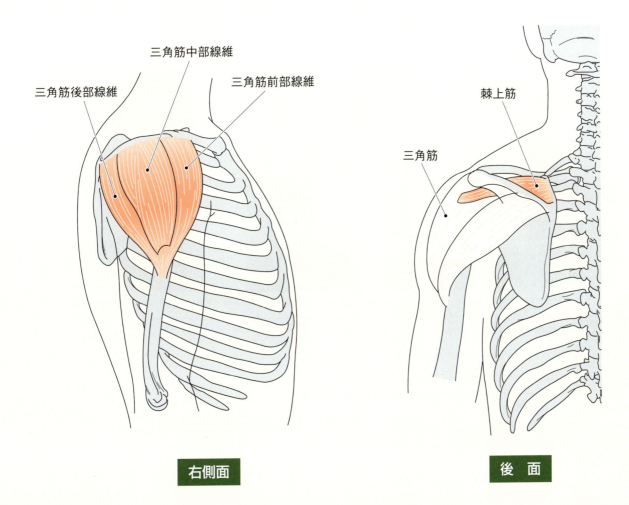

右側面　　　後面

三角筋（前部線維）deltoid (anterior fibers)

起　始	鎖骨（外側 1/3）
停　止	上腕骨（三角筋粗面）
支配神経	腋窩神経（C5-6）

三角筋（中部線維）deltoid (middle fibers)

起　始	肩甲骨（肩峰）
停　止	上腕骨（三角筋粗面）
支配神経	腋窩神経（C5-6）

棘上筋 supraspinatus

起　始	肩甲骨（棘上窩）
停　止	上腕骨（大結節）
支配神経	肩甲上神経（C5-6）

18. 肩甲平面挙上

5	概念	最大限に肩甲平面挙上を行った後，最大抵抗に耐え，その肢位の保持が可能．
	指示	1：腕を前方と真横との中間の位置（斜め45°）で持ち上げてください． 2：その腕を上から押さえますが，頑張ってその位置を保ってください．

■ 開始肢位
・端座位．

■ 全体像
・検者はテスト側に位置する．
・患者は屈曲と外転の中間位（前額面に対し斜め45°）で上肢を床と水平になるよう挙上する．

■ 抵抗部位
・上腕骨遠位端．

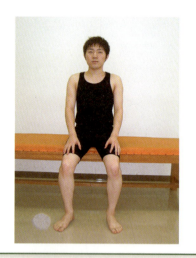 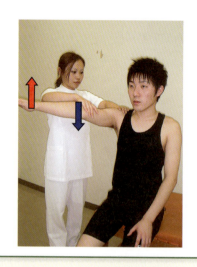 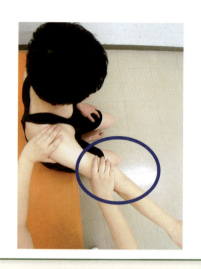

4	概念	最大限に肩甲平面挙上を行った後，強度の抵抗に耐え，その肢位の保持が可能．最終点では保持が不可能なことがありうる．
	指示	「段階5」と同様．

検査手順は「段階5」と同様

3	概念	抵抗がなければ全可動域にわたり肩甲平面挙上ができ，その肢位の保持が可能．
	指示	腕を前の方から頭の上に上げてください．

■ 全体像・開始肢位
・抵抗を加えないこと以外は「段階5」と同様．

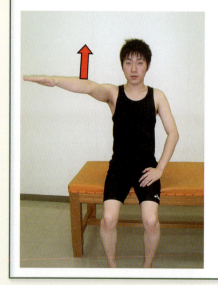

| **2** | 概念　全可動域の一部分だけ肩甲平面挙上が可能．
指示　「段階3」と同様． |

検査手順は「段階3」と同様

| **1** | 概念　筋のわずかな収縮を触知または目視できるが運動は起こらない．
指示　「段階3」と同様． |

■ 全体像・開始肢位
・触診を行うこと以外は「段階3」と同様．

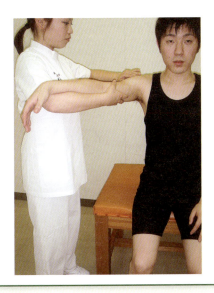

■ 触診：三角筋（前部・中部線維）
・肩関節の前内側面に指を当て，三角筋前部・中部線維を触知．

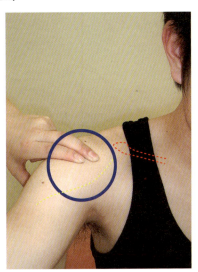

| **0** | 概念　筋の収縮を触知することもできない．
指示　「段階3」と同様． |

検査手順は「段階1」と同様

メモ

メモ

19. 肩関節　外転（側方挙上）

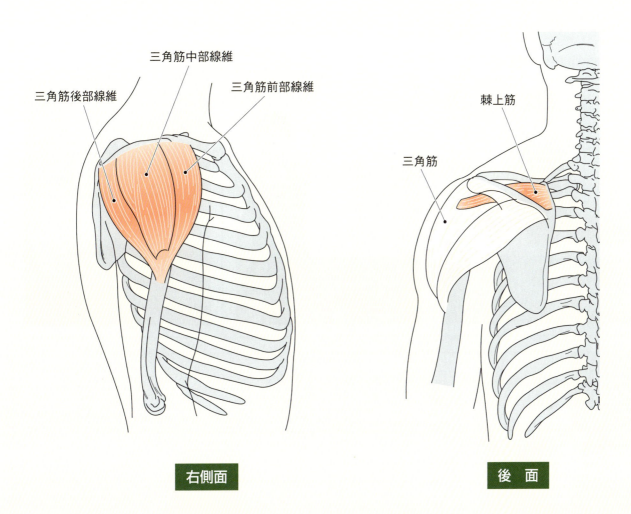

三角筋（中部線維） deltoid (middle fibers)

起　始	肩甲骨（肩峰）
停　止	上腕骨（三角筋粗面）
支配神経	腋窩神経（C5−6）

棘上筋 supraspinatus

起　始	肩甲骨（棘上窩）
停　止	上腕骨（大結節）
支配神経	肩甲上神経（C5−6）

19. 肩関節　外転（側方挙上）

5	概念	肩関節90°外転を行った後，最大抵抗に耐え，その肢位の保持が可能．
	指示	1：腕を外側から肩の高さまで上げてください． 2：その腕を上から押さえますが，頑張ってその位置を保ってください．

■ 開始肢位
- 端座位．
- 肘関節は軽度屈曲位にして両上肢を体側に垂らす．

■ 全体像
- 検者は患者の後ろでテスト側に位置する．
- 患者は肩関節90°外転位に保持する．

■ 抵抗部位
- 上腕骨遠位端，肘の真上を把持し，肩関節内転の方向に抵抗を加える．

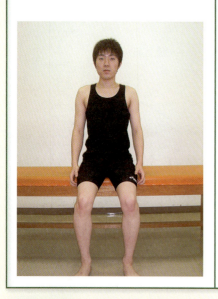
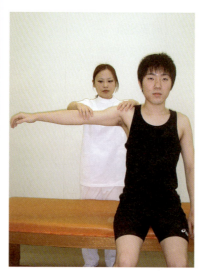
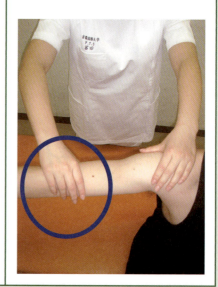

4	概念	肩関節90°外転を行った後，強度〜中等度の抵抗に耐え，その肢位の保持が可能．
	指示	「段階5」と同様．

検査手順は「段階5」と同様

3	概念	抵抗がなければ肩関節90°外転ができ，その肢位の保持が可能．
	指示	腕を外側から肩の高さまで上げてください．

■ 全体像
- 抵抗を加えないこと以外は「段階5」と同様．

■ 代償動作：上腕二頭筋
- 肩関節外旋，肘関節屈曲を伴った外転が起こる．

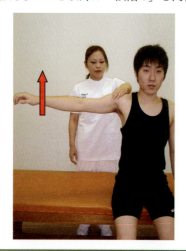
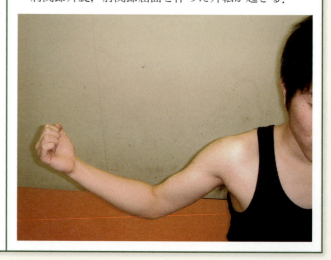

2	概念	全可動域の一部分だけ外転が可能.
	指示	腕を外側から上に向かって上げてください.

■ 開始肢位・全体像
・抵抗を加えないこと以外は「段階5」と同様.

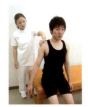

■ 触診①：三角筋（中部線維）
・肩関節の上方，肩峰突起部の外側で三角筋中部線維を触知.

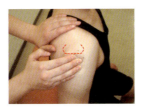

■ 触診②：棘上筋
・僧帽筋の下の深部，肩甲骨棘上窩のなかで棘上筋を触知.

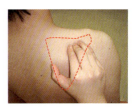

1	概念	筋のわずかな収縮を確認（触知または目視）できるが運動は起こらない.
	指示	腕を外側から上に上げたまま，その位置を保ち続けようとしてください.

■ 開始肢位・全体像
・端座位.
・検者は患者の肩関節を90°外転させて前腕部で上肢を支える.

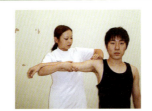

0	概念	筋の収縮を触知することもできない.
	指示	「段階1」と同様.

検査手順は「段階1」と同様

■ 2・1・0（別法）

2	概念	重力を除いた状態で全可動域にわたり外転が可能.
	指示	腕を体側から離して横に広げるように動かしてください.

■ 開始肢位
・背臥位.
・両上肢は体側に置く.

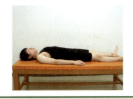

■ 全体像
・検者はテスト側に位置する.
・検査台の上を滑らせ肩関節を外転させる.

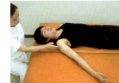

■ 触診部位：三角筋（中部線維）

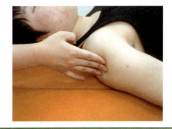

1	概念	筋のわずかな収縮を触知できるが運動は起こらない.
	指示	「段階2」と同様.

0	概念	筋の収縮を触知することもできない.
	指示	「段階2」と同様.

メモ

20. 肩関節　水平外転

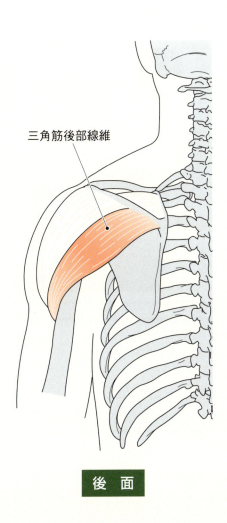

後面

三角筋（後部線維） deltoid (posterior fibers)

起　始	肩甲骨（肩甲棘下縁）
停　止	上腕骨（三角筋粗面）
支配神経	腋窩神経（C5−6）

その他

筋　名	棘下筋 infraspinatus，小円筋 teres minor

20. 肩関節　水平外転

5	概念	最大限に肩関節水平外転を行った後，最大抵抗に耐え，その肢位の保持が可能．
	指示	1：肘を上に持ち上げるようにしてください．
		2：その肘を上から押さえますが，頑張ってその位置を保ってください．

■ 開始肢位
- 腹臥位．
- 肩関節は90°外転位．
- 肘関節伸展位で，前腕を検査台の縁から外に出す．

■ 全体像
- 検者はテスト側に位置する．
- 患者は上腕を上に上げようとする．

■ 抵抗部位
- 上腕骨遠位部後面，肘関節の直上を把持し，下方へ抵抗を加える．

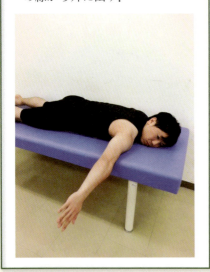
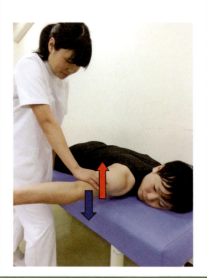
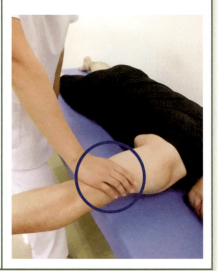

4	概念	最大限に肩関節水平外転を行った後，強度〜中等度の抵抗に耐え，その肢位の保持が可能．
	指示	「段階5」と同様．

検査手順は「段階5」と同様

3	概念	抵抗がなければ全可動域にわたり水平外転ができ，その肢位の保持が可能．
	指示	肘を天井の方に持ち上げるようにしてください．

■ 開始肢位・全体像

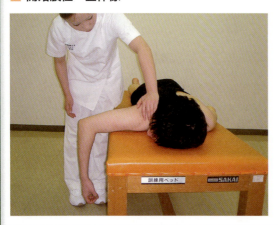

- 抵抗を加えないこと以外はほぼ「段階5」と同様だが，「段階3」については，肘関節が屈曲していることに注意すること．

■ ポイント
- 検査側の体幹背側面および肩甲骨周囲筋が弱化しているときには，検者は肩甲骨を固定し，肩甲骨の外転を抑制する．

2	概念	重力（上肢の重量）を除いた状態で全可動域にわたり水平外転が可能．
	指示	あなたの腕を後ろの方に動かしてください．

■ 開始肢位
- 端座位．
- 肩関節は90°外転位．
- 肘関節は90°屈曲位．

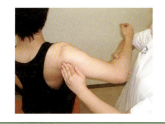

■ 全体像
- 検者はテスト側に位置する．
- 検者は前腕部を下から支える．

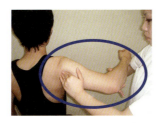

■ 触診部位：三角筋（後部線維）
- 腋窩のすぐ上で，肩の後面の上．

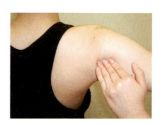

1	概念	筋のわずかな収縮を触知できるが運動は起こらない．
	指示	「段階2」と同様．

検査手順は「段階2」と同様

0	概念	筋の収縮を触知することもできない．
	指示	「段階2」と同様．

検査手順は「段階2」と同様

2・1・0 別法	概念	上記2・1・0と同様．
	指示	あなたの腕を後ろの方に滑らせてください．

■ 開始肢位
- 端座位．
- 肩関節は90°外転位．
- 肘関節は軽度屈曲位で上肢は台上に載せる．

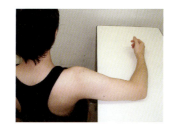

■ 全体像
- 検者は患者の後ろに位置する．
- 検者は肩関節上部と肩甲骨上に手をあてがい，体幹を固定しながら，三角筋後部線維の収縮を触知する．

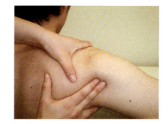

■ 代償動作：上腕三頭筋長頭
- 肘関節の伸展を伴った水平外転が起こる．

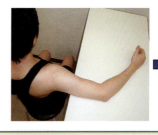 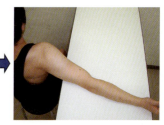

メモ

21. 肩関節　水平内転

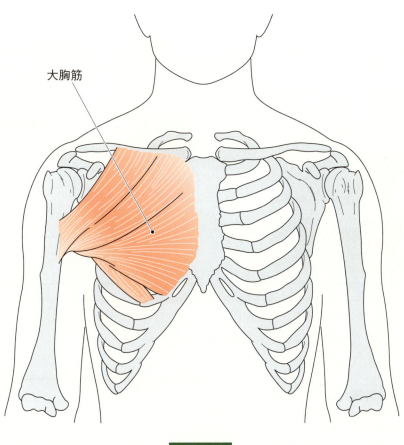

前　面

大胸筋（鎖骨部） pectoralis major

起　始	鎖骨部→鎖骨（内側 1/2）
停　止	上腕骨（大結節稜，結節間溝）
支配神経	外側胸筋神経（C5-6）

大胸筋（胸骨部） pectoralis major

起　始	胸骨部→胸骨，第1-6肋軟骨
停　止	上腕骨（大結節稜，結節間溝）
支配神経	内側胸筋神経（C6-T1）

その他

筋　名	三角筋（前部線維）deltoid (anterior fibers)

21. 肩関節　水平内転

5
概念 最大限に肩関節水平内転を行った後，最大抵抗に耐え，その肢位の保持が可能．
指示 鎖骨部（あるいは胸骨部）
1：腕を上方かつ内側（あるいは下方かつ内側）に向かって動かしてください．
2：その腕を上から押さえますが，頑張ってその位置を保ってください．

■ **開始肢位**
- 背臥位．
- 筋全体：肩関節は90°外転位，肘関節は90°屈曲位．
- 鎖骨部：肩関節は60°外転位，肘関節は屈曲位．
- 胸骨部：肩関節は120°外転位，肘関節は屈曲位．

■ **全体像**
- 検者はテスト側の肩のそばに位置する．
- 検者は肘のすぐ近位で上腕部を把持する．

■ **抵抗方向**
- 全体：外方方向．
- 鎖骨部：下方かつ外側．
- 胸骨部：上方かつ外側．

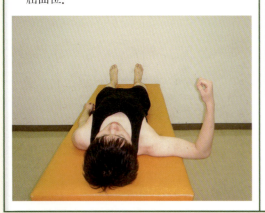
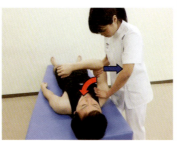
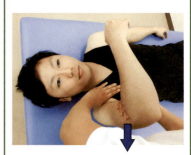

4
概念 最大限に肩関節水平内転を行った後，強度〜中等度の抵抗に耐え，その肢位の保持が可能．最終点では耐えきれず，保持が不可能なこともある．
指示 「段階5」と同様．

検査手順は「段階5」と同様

3
概念 抵抗がなければ全可動域にわたり水平内転ができ，その肢位の保持が可能．
指示 両　方：腕を胸の前を横切って内側に向かって動かしてください．
鎖骨部：腕を上方かつ内側に向かって動かしてください．
胸骨部：腕を下方かつ内側に向かって動かしてください．

■ **開始肢位・全体像**
- 抵抗を加えないこと以外は「段階5」と同様．
- 正書（原著第9版）では「段階3を説明したイラスト」において，検査者が被検査者の「手首」付近をつかんで紹介されている．そのため，本書でもその方法を画像にて再現している．

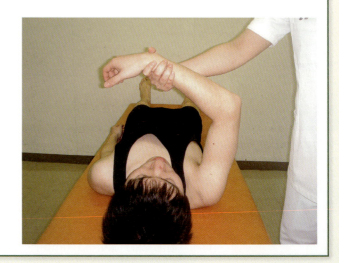

2	概念　重力（上肢の重量）を除いた状態で全可動域にわたり水平内転が可能．
	指示　背臥位：腕をあなたの胸の前を横切って動かしてください．
	座　位：腕を前方に動かしてください．

＜背臥位＞

■ 開始肢位	■ 全体像	■ 触診：大胸筋
・背臥位．	・検者はテスト側の肩のそばに位置する．	・肩関節内側，胸の前面で大胸筋を触知．
・肩関節は90°外転位，肘関節は90°屈曲位．	・検査は前腕長にわたり支え，手首を把持する．	

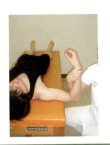 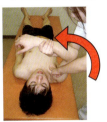 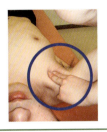

■ 触診部位		
	・鎖骨部	・胸骨部

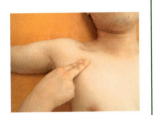 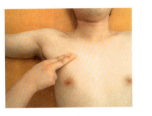

＜座位＞

■ 開始肢位	■ 全体像	■ 触診部位：大胸筋
・端座位．	・検者は患者の後ろに立つ．	・肩関節の内側で大胸筋の前面．
・肩関節は90°外転位，肘関節は軽度屈曲位で上肢を腋窩の高さの検査台上に載せる．	・患者に腕を水平内転させるとき，検査台表面の摩擦は最小限にする．	

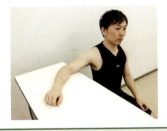 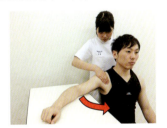 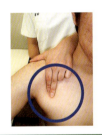

1	概念　筋のわずかな収縮を触知できるが運動は起こらない．
	指示　「段階2」と同様．

検査手順は「段階2」と同様

0	概念　筋の収縮を触知することもできない．
	指示　「段階2」と同様．

検査手順は「段階2」と同様

メモ

22. 肩関節　外旋

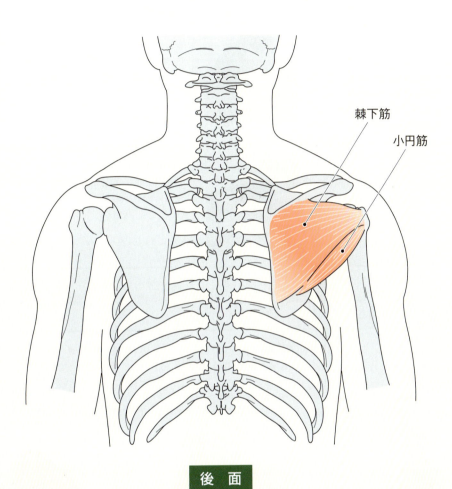

後　面

棘下筋 infraspinatus

起　始	肩甲骨（棘下窩，内側 2/3）
停　止	上腕骨（大結節）
支配神経	肩甲上神経（C5－6）

小円筋 teres minor

起　始	肩甲骨（外側縁，上 2/3）
停　止	上腕骨（大結節，骨幹）
支配神経	腋窩神経（C5－6）

その他

筋　名	三角筋（後部線維）deltoid (posterior fibers)

22. 肩関節　外旋

5	概念	最大限に肩関節外旋を行った後，可能な限り手関節付近の前腕部に加えられた抵抗に耐え，その肢位の保持が可能．
	指示	1：腕を検査台と同じ高さになるまで上げてください． 2：その腕を上から押さえますが，頑張ってその位置を保ってください．

＜腹臥位＞

■ 開始肢位
・顔をテスト側に向けた腹臥位．
・肩関節は 90°外転位．
・上腕部分は完全に検査台に載せ，肘関節は屈曲位で前腕は検査台から自然に垂らすようにする．
・上腕と治療台が水平になるよう畳んだタオルなどを挟んでもよい．

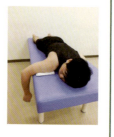

■ 全体像
・検者はテスト側に位置する．
・片方の手で患者の肘をしっかり支え，運動最終域で，多少逆方向への圧迫を加える．

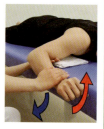

■ 抵抗部位
・前腕遠位部，手首背面に抵抗を加える．

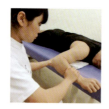

■ ポイント
・肩関節はもともと安定性が低く損傷を受けやすいため，抵抗はゆっくりと少しずつ加えていく．とくに高齢者に対しては十分に注意を要する．

＜座位＞　注）正書（原著第 9 版）では「段階 3 の別法」としても座位での検査が紹介されている．その場合には画像のように全体像に加えて，「前腕の背側」において「ある程度の抵抗」を加えることがふさわしいと説明されている．

■ 開始肢位
・浅い端座位．
・肘関節は 90°屈曲位．

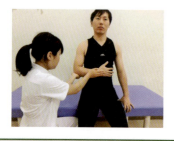

■ 全体像
・検者はテスト側に位置する．
・肘の高さがブレないように配慮しながら実施する．

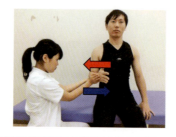

■ ポイント
・座位での検査は，腹臥位での検査と比較すると，抵抗の大きさが著しく強いものになりうることを考慮して実施する必要がある．

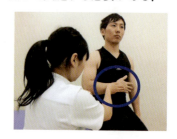

4	概念	最大限に肩関節外旋を行った後，加えられた抵抗に耐えることができず，その肢位の保持が不可能．
	指示	「段階 5」と同様．

検査手順は「段階 5」と同様．

3	概念	抵抗がなければ可能な可動域にわたり外旋できるものの，何らかの徒手抵抗には耐えられない．
	指示	「段階 5」と同様．

■ 開始肢位・全体像
・抵抗を加えないこと以外は「段階 5」と同様．

2	概念	重力による制約を除いた状態で可能な可動域にわたって外旋が可能.
	指示	脇をしめたままで，前腕を腹部（おなか）から離していくように動かしてください.

【開始肢位・全体像】

■ 開始肢位
- 座位.
- 肘関節90°屈曲位で前腕中間位.
- 肩関節を内旋した状態から検査を開始する.

■ 全体像
- 検者はテスト側に位置する（立位または椅子座位）.
- 前腕部の下面において，タオルや布を敷いたり検査者が下から支えたりして，摩擦を除去する工夫をする.

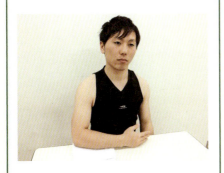
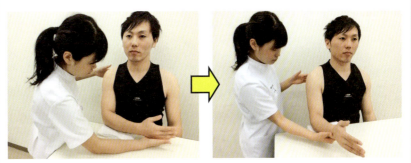

1	概念	筋のわずかな収縮を触知できるが運動は起こらない.
	指示	「段階2」と同様.

検査手順は「段階2」と同様
- 肩甲骨の位置を確認し，肩甲棘の位置や内側縁をイメージしながら触診するとよい.
- ※成書では，段階1～0についても段階2と同様にして，座位で検査を実施しているが，本書では触診を見やすく表現する目的で腹臥位にて説明している.

■ 触診①：棘下筋
- 肩甲棘の下部において，棘下窩のなかで触知.

■ 触診②：小円筋
- 腋窩下縁と肩甲骨の腋窩縁に沿って触知.

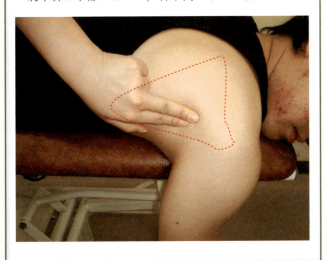
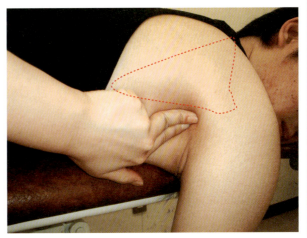

0	概念	筋の収縮を触知することもできない.
	指示	「段階2」と同様.

検査手順は「段階1」と同様

メモ

23. 肩関節　内旋

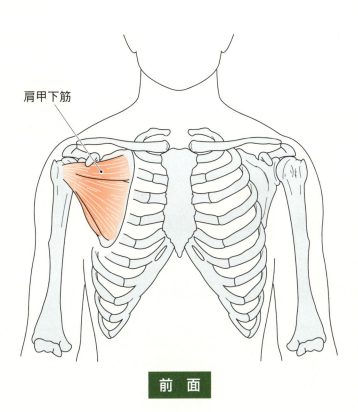

前　面

肩甲下筋 subscapularis

起　始	肩甲骨（肩甲下窩）
停　止	上腕骨（小結節）
支配神経	肩甲下神経（C5－6）

大胸筋（鎖骨部） pectoralis major

起　始	鎖骨部→鎖骨（内側1/2）
停　止	上腕骨（大結節稜，結節間溝）
支配神経	外側胸筋神経（C5－6）

大胸筋（胸骨部） pectoralis major

起　始	胸骨部→胸骨，第1－6肋軟骨
停　止	上腕骨（大結節稜，結節間溝）
支配神経	内側胸筋神経（C6－T1）

広背筋 latissimus dorsi

起　始	T6(7)－L5（棘突起），仙椎，第9－12肋骨，腸骨（稜，後方）
停　止	上腕骨（結節間溝）
支配神経	胸背神経（C6－8）

大円筋 teres major

起　始	肩甲骨（下角外側縁）
停　止	上腕骨（結節間溝）
支配神経	肩甲下神経（C5－6）

その他

筋　名	三角筋（前部線維）deltoid (anterior fibers)

23. 肩関節　内旋

5
- **概念** 最大限に肩関節内旋を行った後，強い抵抗に耐え，その肢位の保持が可能．
- **指示** 1：腕を検査台と同じ高さになるまで後ろの方向へ回しながら上げてください．
  2：その腕を上から押さえますが，頑張ってその位置を保ってください．

■ 開始肢位
- 顔をテスト側に向けた腹臥位．
- 肩関節は90°外転位．
- 上腕部は完全に検査台に載せ，肘関節は屈曲位で，前腕は検査台から自然に垂らす．
- 上腕と治療台が水平になるよう畳んだタオルなどを挟んでもよい．

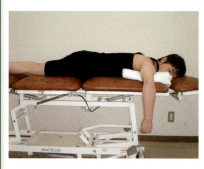

■ 全体像
- 検者はテスト側に位置する．
- 一方の手で患者の肘を支える．
- もう一方の手で前腕遠位端を把持し抵抗を加える．
- 筋が弱化している場合は肩甲骨部を押さえて固定する．あるいは，仰臥位でテストを実施する．

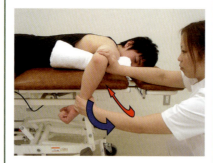

■ 抵抗部位
- 前腕遠位端，手首の直上で掌側を把持し，下方かつ前方方向に抵抗を加える．

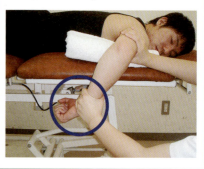

■ ポイント
- 肩関節は安定性が低く，損傷を受けやすいため，抵抗はゆっくりと加える．また，抵抗の加え過ぎに注意する．

4
- **概念** 最大限に肩関節内旋を行った後，強度の抵抗に耐えきれず，その肢位の保持がやや不可能な感触がある．
- **指示** 「段階5」と同様．

検査手順は「段階5」と同様

3
- **概念** 抵抗がなければ全可動域にわたり内旋ができ，その肢位の保持が可能．
- **指示** 腕を後ろ上方に上げてください．

■ 開始肢位・全体像
- 抵抗を加えないこと以外は「段階5」と同様．

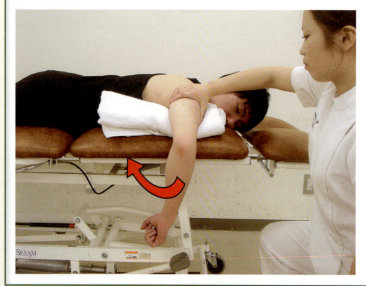

| **2** | 概念 重力による制約を除いた状態で可能な可動域にわたって内旋が可能．
指示 脇をしめたままで，前腕が腹部（おなか）に近づくようにして動かしてください． |

■ 開始肢位
・座位．
・肘関節90°屈曲位で前腕中間位．

■ 全体像
・検者はテスト側に位置する（立位または椅子座位）．
・肩関節内外旋中間位からゆっくりと内旋方向へ運動させる．

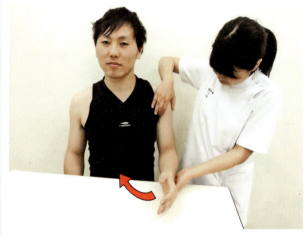
机を利用して重力除去を図る方法

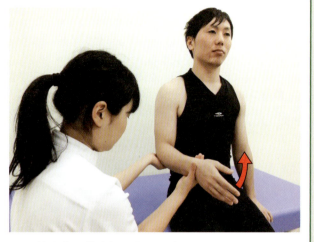
検査者が前腕部を支えて重力除去を図る方法

| **1** | 概念 筋のわずかな収縮を触知できるが運動は起こらない．
指示 「段階2」と同様． |

検査手順は「段階2」と同様

■ 触診：肩甲下筋
・腋窩中心の深部で肩甲下筋の腱を触知．

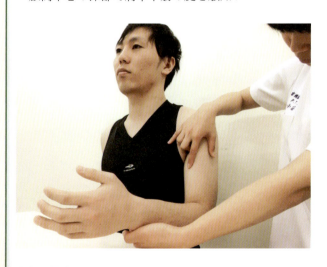

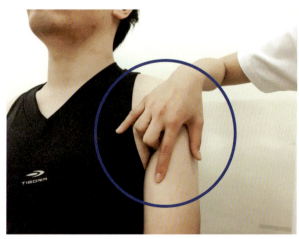

| **0** | 概念 筋の収縮を触知することもできない．
指示 「段階2」と同様． |

検査手順は「段階2」と同様

23. 肩関節　内旋

■「段階4・5」の別法（座位での検査）

概念　検査者の抵抗に対抗しながら，耐えることができる．
指示　脇をしめたままで，前腕部をお腹に密着させにいくように動かしてください．

■ 開始肢位
・座位．
・検査側の肘関節は90°屈曲位．

■ 全体像
・検者はテスト側に位置する．
・一方の手で「肘の内側」を固定し，もう一方の手で前腕部の掌側にて抵抗を加える．

■ 段階づけ
・「強い抵抗」に耐えることができれば「段階5」となる．
・「中等度〜強めの抵抗」に耐えることができれば「段階4」となる．

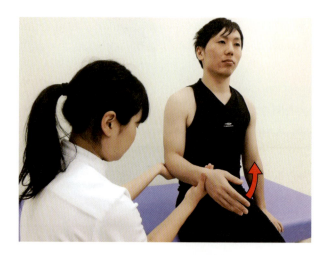

> メモ

24. 肘関節　屈曲

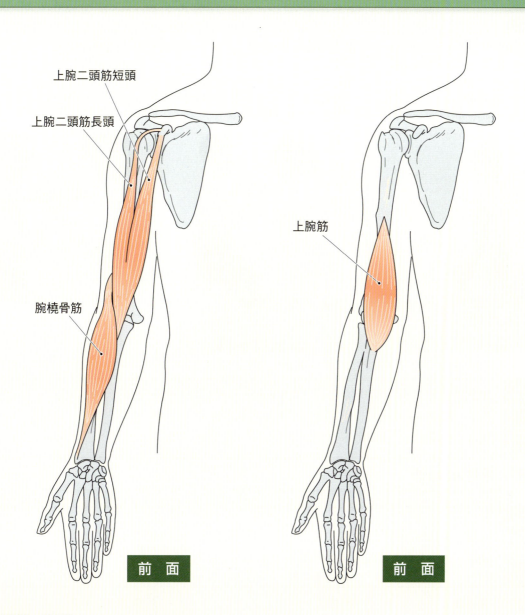

上腕二頭筋（長頭・短頭） biceps brachii (long head・short head)

起　始	長頭→肩甲骨（関節上結節）
	短頭→肩甲骨（烏口突起）
停　止	橈骨（橈骨粗面）
支配神経	筋皮神経（C5−6）

上腕筋 brachialis

起　始	上腕骨（遠位 1/2 前面）
停　止	尺骨（尺骨粗面）
支配神経	筋皮神経（C5−6）

腕橈骨筋 brachioradialis

起　始	上腕骨（外側上顆）
停　止	橈骨（茎状突起の近位）
支配神経	橈骨神経（C5−6）

その他

筋　名	円回内筋 pronator teres, 長橈側手根伸筋 extensor carpi radialis longus, 橈側手根屈筋 flexor carpi radialis, 尺側手根屈筋 flexor carpi ulnaris

24. 肘関節　屈曲

5

概念　最大限に肘関節屈曲を行った後，最大抵抗に耐え，その肢位の保持が可能．
指示　1：肘を上の方に曲げてください．
　　　　2：その肘を伸ばそうとしますが，頑張ってその位置を保ってください．

■ 開始肢位
- 両上肢を体側に垂らした端座位．
- 上腕二頭筋：前腕回外位．
- 上腕筋：前腕回内位．
- 腕橈骨筋：前腕回内・外中間位．

■ 全体像
- 検者はテスト側前方に位置する．
- 一方の手で患者の上腕前面を固定し，もう一方の手は前腕遠位端を把持し抵抗を加える．

■ 抵抗部位
- 前腕掌側の手首よりやや上で，下方気味に抵抗を加える．
注）写真は上腕二頭筋の検査．

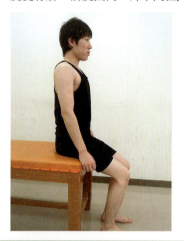
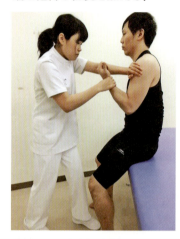
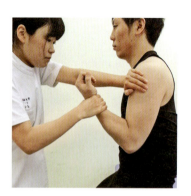

4

概念　最大限に肘関節屈曲を行った後，強度～中等度の抵抗に耐え，その肢位の保持が可能．最終点では保持が不可能なこともありうる．
指示　「段階5」と同様．

検査手順は「段階5」と同様

3

概念　抵抗がなければ全可動域にわたり屈曲ができ，その肢位の保持が可能．
指示　肘を上の方に曲げてください．

■ 開始肢位・全体像
- 抵抗を加えないこと以外は「段階5」と同様．
注）写真は腕橈骨筋の検査．

■ ポイント①
- 肩関節伸展などによる代償動作が起こりやすいので，テストする肘頭は検者の手で支える．

■ ポイント②
- 基本は端座位で実施するが，端座位姿勢がとれない場合，背臥位で実施する．その際，端座位でのテスト時に加わる重力による抵抗の代わりとなる程度の徒手抵抗を加える．

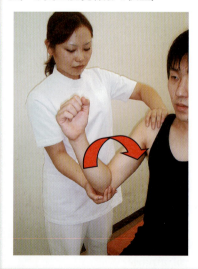
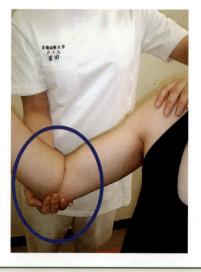

2

概念　重力（上肢の重量）を除いた状態で全可動域にわたり屈曲が可能．
指示　肘を曲げてください．

■ 開始肢位
- 端座位．
- 上腕二頭筋：前腕回外位．
- 上腕筋：前腕回内位．
- 腕橈骨筋：前腕回内・外中間位．
注）写真は上腕二頭筋の検査．

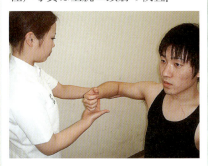

■ 全体像
- 検者は患者の前に位置する．
- 検者は肩関節90°外転位で患者の肘の下から支える．場合によっては手首の下から支えてもよい．

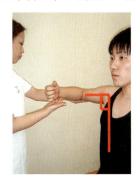

■ 代償動作：手関節屈筋群
- 手関節屈筋群の収縮が強いと，上腕骨内側上顆に付着している手関節屈筋群の筋連結作用により肘関節屈曲を助けることになりうる．

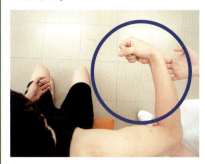

■ 2の別法（背臥位）

■ 開始肢位
- 背臥位．
- 上腕二頭筋：前腕回外位．
- 上腕筋：前腕回内位．
- 腕橈骨筋：前腕回内・外中間位．

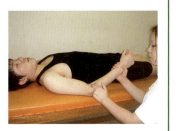

■ 全体像
- 検者はテスト側に位置する．
- 検者は肘関節45°屈曲位で患者の手首を支える．

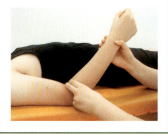

■ 触診①：上腕二頭筋
- 肘関節掌側面のくぼみ部分で上腕二頭筋を触知．

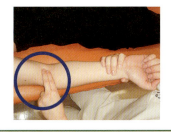

■ 触診②：上腕筋
- 上腕二頭筋内側の上腕遠位部に上腕筋を触知．

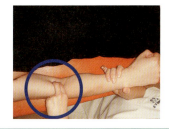

■ 触診③：腕橈骨筋
- 前腕の近位掌側面上で肘窩の外縁を形作っている部分で触知．

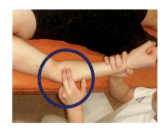

1

概念　筋のわずかな収縮を触知できるが運動は起こらない．
指示　「段階2」と同様．

検査手順は「段階2（背臥位）」と同様

0

概念　筋の収縮を触知することもできない．
指示　「段階2」と同様．

検査手順は「段階2（背臥位）」と同様

メモ

25. 肘関節　伸展

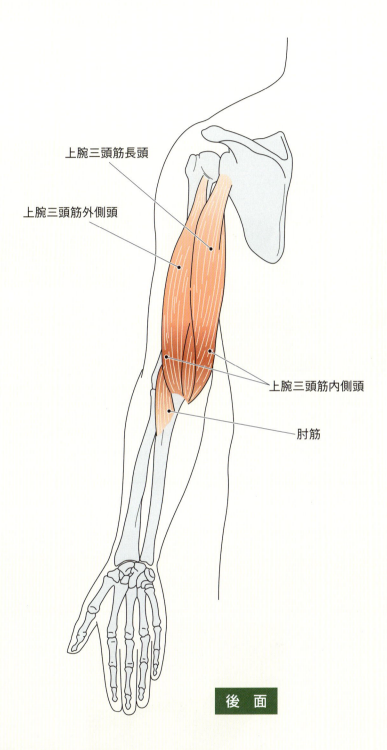

後面

上腕三頭筋（長頭・外側頭・内側頭） triceps brachii (long head・lateral head・medial head)

起　始	長　頭→肩甲骨（関節下結節） 外側頭→上腕骨（骨幹後面） 内側頭→上腕骨（骨幹後面）
停　止	尺骨（肘頭）
支配神経	橈骨神経（C6−8）

その他

筋　名	肘筋 anconeus

25. 肘関節　伸展

5
概念　最大限に肘関節伸展を行った後，最大抵抗に耐え，その肢位の保持が可能．
指示　1：肘をまっすぐ伸ばしてください．
　　　2：その肘を曲げようとしますが，頑張ってその位置を保ってください．

■ 開始肢位
- 腹臥位．
- 肩関節は90°外転位．
- 上腕部分は完全に検査台に載せ，肘関節は屈曲位で前腕は検査台から自然に垂らすようにする．

■ 全体像
- 検者はテスト側に位置する．
- 検者は一方の手で上腕遠位端を下から支える．
- 肘のロッキングを起こさせないため，保持する位置では肘関節は軽度屈曲位．

■ 抵抗部位
- 前腕遠位部（手首）の背面を把持し，肘関節屈曲の方向に抵抗を加える．

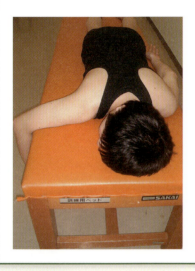
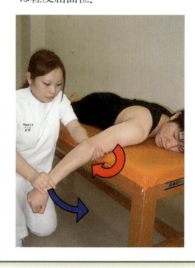
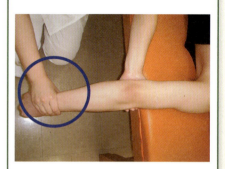

4
概念　最大限に肘関節伸展を行った後，強度の抵抗に耐えきれず，その肢位の保持がやや不可能な感触がある．
指示　「段階5」と同様．

検査手順は「段階5」と同様

3
概念　抵抗がなければ全可動域にわたり伸展ができ，その肢位の保持が可能．
指示　肘をまっすぐ伸ばしてください．

■ 開始肢位・全体像
- 抵抗を加えないこと以外は「段階5」と同様．

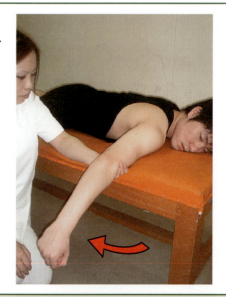

2

概念 重力（上肢の重量）を除いた状態で全可動域にわたり伸展が可能．
指示 肘を伸ばそうとしてください．

■ 開始肢位

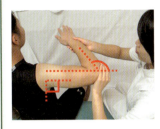

- 端座位．
- 肩関節は90°外転位，回旋中間位．
- 肘関節は135°屈曲位．

■ 全体像

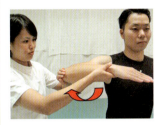

- 検者はテスト側に位置する．
- 検者は患者の上肢を肘関節の位置で支える．

■ 触診部位：上腕三頭筋

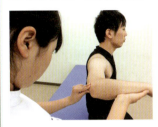

- 肘頭近位の上腕後面で上腕三頭筋を触知．
- 上腕三頭筋の筋腹や腱を圧迫しないよう注意する．

■ ポイント

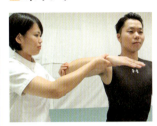

- 上肢全体が床面と平行で水平位となるようにして検査する．

1

概念 筋のわずかな収縮を触知できるが運動は起こらない．
指示 「段階2」と同様．

■ 開始肢位・全体像

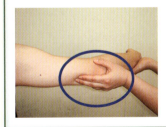

- 端座位．
- 検者は一方の手で，患者の上肢を肩関節90°外転位，回旋中間位，肘関節135°屈曲位とし，肘関節の位置で支える．
- もう一方の手は，前腕遠位端の下面を把持し支える．

0

概念 筋の収縮を触知することもできない．
指示 「段階2」と同様．

検査手順は「段階1」と同様

■ 代償動作①：上肢外旋位による動作
- 肩関節を外旋させることによって，前腕が自重によって落下し，肘伸展位となる．

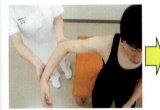 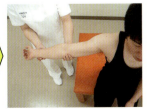

■ 代償動作②：手関節固定による動作
- 手関節固定時に患者が上腕を水平内転すると，その反動で肘伸展位となる．

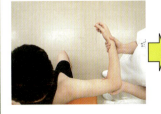 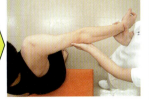

メモ

26. 前腕　回外

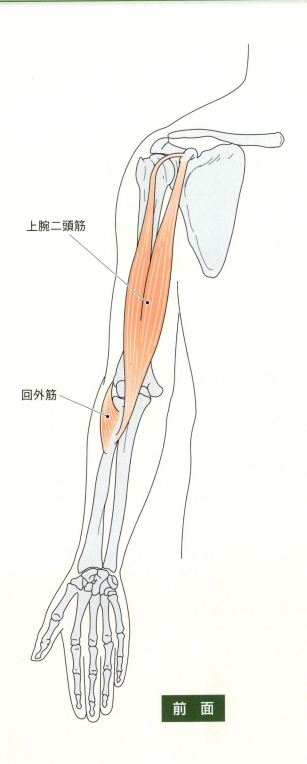

前面

回外筋 supinator

起　始	上腕骨（外側上顆），尺骨
停　止	橈骨（近位 1/3 外側）
支配神経	橈骨神経（C6－7）

上腕二頭筋（長頭・短頭） biceps brachii (long head・short head)

起　始	長　頭→肩甲骨（関節上結節） 短　頭→肩甲骨（烏口突起）
停　止	橈骨（橈骨粗面）
支配神経	筋皮神経（C5－6）

26. 前腕　回外

5	概念	最大限に前腕回外を行った後，最大抵抗に耐え，その肢位の保持が可能．
	指示	1：手のひらを上に向けてください．
		2：その手のひらを下に向かせようとしますが，頑張ってその位置を保ってください．

■ 開始肢位
- 上肢を体側に置いた端座位．
- 肘関節は90°屈曲位．
- 前腕最大回内位．

■ 全体像
- 検者はテスト側あるいは前方に位置する．
- 検者は一方の手で患者の肘を支える．

■ 抵抗部位
- 「手の付け根」あたりの手関節背側で前腕を把持し，回内方向へ抵抗を加える．

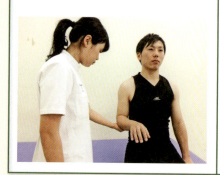 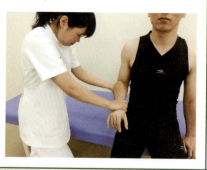 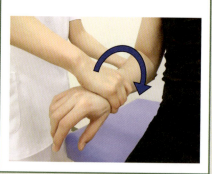

4	概念	強度〜中等度の抵抗に耐え，運動範囲全般にわたって回外が可能．
	指示	「段階5」と同様．

検査手順は「段階5」と同様

■ 5・4（別法）

■ 全体像・抵抗部位
- 代償動作が起こりやすいため，一方の手で肘関節をしっかり固定する．
- もう一方の手で患者と握手し，それにより手根屈筋に抵抗を加える．

■ ポイント
- 手根屈筋への抵抗が無理な場合，より痛みが少ない前腕遠位端に加える．

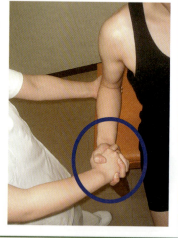 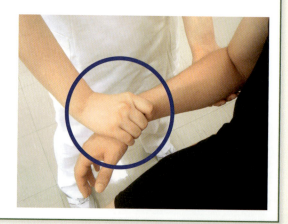

3	概念	抵抗がなければ全可動域にわたり回外ができ，その肢位の保持が可能．
	指示	手のひらを上に向けてください．

■ 開始肢位・全体像
- 抵抗を加えないこと以外は「段階5」と同様．

2

概念 重力（上肢の重量）を除いた状態で全可動域にわたり回外が可能．
指示 手のひらを回して顔の方に向けてください．

■ **開始肢位**
- 端座位．
- 肩関節は45°〜90°屈曲位．
- 肘関節は90°屈曲位．
- 前腕回内・外中間位．
- 重力を除いた状態にするため，前腕は床に対して垂直になるようにする．

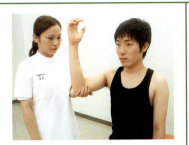

■ **全体像**
- 検者は，下から肘関節を支える（手のひらを窪ませて肘にフィットさせる）．

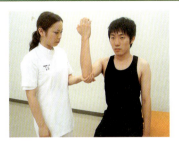

■ **代償動作：上腕骨の外旋かつ内転による**
- 回外筋の活動を伴うことなく前腕回外が生じる．

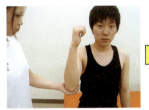 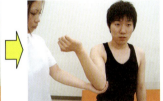

■ **代償動作：橈側手根伸筋による**
- 手関節や指はできるだけ弛緩状態にさせておかなければ，手関節の背屈を伴った代償が起こりうる．

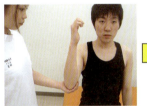 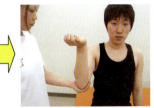

上肢

1

概念 筋のわずかな収縮を触知できるが運動は起こらない．
指示 手のひらを上に向けようとしてください．

■ **開始肢位・全体像**
- 上肢を体側に置いた端座位．
- 肘関節は90°屈曲位．
- 前腕最大回内位．
- 肘関節のすぐ遠位で前腕を支える．

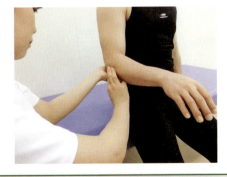

■ **触診：回外筋**
- 橈骨後面の橈骨頭遠位部．
- 外側上顆に指をあて，上腕骨外側上顆から起始した部分の筋にて触知が可能．

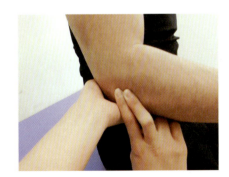

0

概念 筋の収縮を触知することもできない．
指示 「段階1」と同様．

検査手順は「段階1」と同様

メモ

27. 前腕　回内

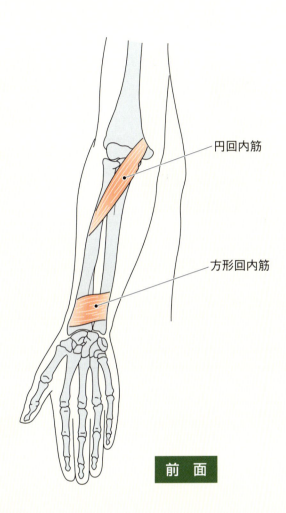

前面

円回内筋（上腕骨頭・尺骨頭）pronator teres（head of humerus・head of ulna）

起　始	上腕骨頭→上腕骨（内側上顆より近位の骨幹） 尺 骨 頭→尺骨（鉤状突起）
停　止	橈骨（骨幹中央外側面）
支配神経	正中神経（C6－7）

方形回内筋 pronator quadratus

起　始	尺骨（遠位1/4前面）
停　止	橈骨（骨幹）
支配神経	正中神経（C7－8）

その他

筋　名	橈側手根屈筋 flexor carpi radialis

27. 前腕　回内

5	概念	最大限に前腕回内を行った後，最大抵抗に耐え，その肢位の保持が可能．
	指示	1：手のひらを下に向けてください． 2：その手のひらを上に向かせようとしますが，頑張ってその位置を保ってください．

■ 開始肢位
- 上肢を体側に置いた端座位．
- 肘関節は90°屈曲位．
- 前腕回外位．

■ 全体像
- 検者は患者の横か前に位置する．
- 検者は患者の肘関節を下から支える．
- 患者は手掌が下を向くまで，前腕を回内する．

■ 抵抗部位
- 手首付近の前腕屈筋側（掌側面）の橈骨上にて，検査者の小指球を通じて回外方向へ抵抗を加える（橈骨頭への圧迫は避けること）．

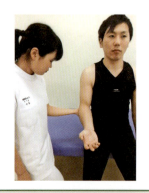 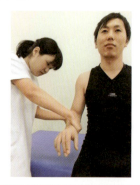 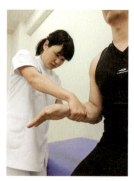

4	概念	強度～中等度の抵抗に耐え，運動範囲全般にわたって回内が可能．
	指示	「段階5」と同様．

検査手順は「段階5」と同様

■ 5・4の別法

■ 開始肢位・全体像
- 把持している手を介して回内させないように抵抗を加える．
- 代償動作が起こりやすいため，一方の手で肘関節をしっかり固定する．

■ 抵抗部位
- 握手を介して抵抗を加える．

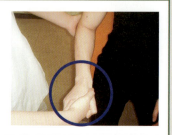

3	概念	抵抗がなければ全可動域にわたり回内ができ，その肢位の保持が可能．
	指示	手のひらを下に向けてください．手と指は力を抜いたままにしておいてください．

■ 開始肢位・全体像
- 抵抗を加えないこと以外は「段階5」と同様．

■ 代償運動：肩関節内旋または外転
- 肩関節内旋または外転を伴った前腕回内が起きる．

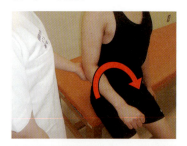 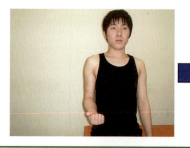 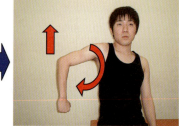

| **2** | 概念 重力（上肢の重量）を除いた状態で全可動域にわたり回内が可能．
指示 手のひらが顔から離れるように腕を内側に回してください． |

■ 開始肢位
・端座位．
・肩関節は 45°〜 90°屈曲位．
・肘関節は 90°屈曲位．
・前腕回内・外中間位．
・重力を除いた状態にするため，前腕は床に対して垂直．

■ 全体像
・検者はテスト側に位置する．
・検者は下から患者の肘を支える（手のひらを窪ませて肘にフィットさせる）．
・患者は前腕を回内する．

■ ポイント
・橈側手根屈筋や指伸筋の代償動作を防ぐため，手関節と指はできるだけ弛緩状態にしておく．

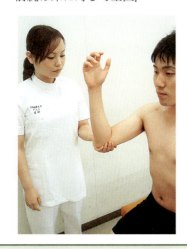
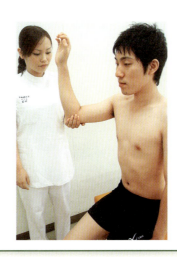

| **1** | 概念 筋のわずかな収縮を確認（触知または目視）できるが運動は起こらない．
指示 手のひらを下に向けようとしてください． |

■ 開始肢位
・上肢を体側に置いた端座位．
・肘関節は 90°屈曲位．
・前腕回外位．

■ 全体像
・検者は肘関節に近い部分で前腕を支える．

■ 触診：円回内筋
・前腕掌側面近位 1/3 の部分で，上腕骨内側顆から橈骨外側縁に引いた対角線上で触知．

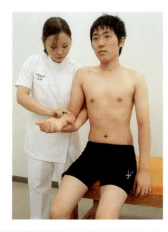
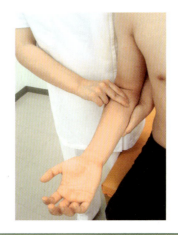
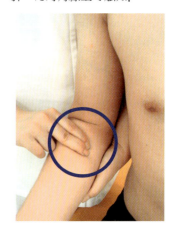

| **0** | 概念 筋の収縮を確認することもできない．
指示 「段階 1」と同様． |

検査手順は「段階 1」と同様

上肢

メモ

28. 手関節 屈曲

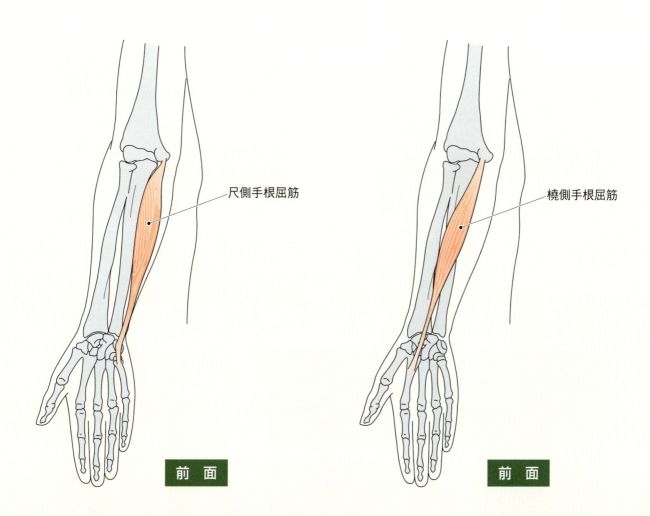

橈側手根屈筋 flexor carpi radialis

起　始	上腕骨（内側上顆）
停　止	第2・第3中手骨（掌側面）
支配神経	正中神経（C6－7）

尺側手根屈筋 flexor carpi ulnaris

起　始	上腕骨頭→上腕骨（内側上顆） 尺骨頭→尺骨（肘頭）
停　止	豆状骨，有鉤骨，第5中手骨底
支配神経	尺骨神経（C7－T1）

その他

筋　名	長掌筋 palmaris longus，浅指屈筋 flexor digitorum superficialis，深指屈筋 flexor digitorum profundus，長母指外転筋 abuductor pollicis longus，長母指屈筋 flexor pollicis longus

28. 手関節　屈曲

5
概念 最大限に手関節屈曲を行った後，最大抵抗に耐え，その肢位の保持が可能．
指示 1：手首を手のひらの方に曲げてください．
2：その手首を伸ばそうとしますが，頑張ってその位置を保ってください．

■ 開始肢位
・端座位．
・前腕回外位．
・手関節中間位もしくは軽度背屈位．
・手掌面を上にして検査台に置く．

■ 全体像
・検者は一方の手で前腕を手首の下から支える．
・一方の手の母指は手背部に当て，残りの手指で手掌全体に抵抗を加える．

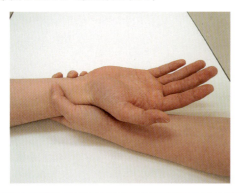
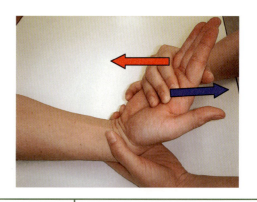

■ 抵抗部位・方向
両方の屈筋
部位：手掌全体．
方向：まっすぐ（手関節背屈）．
・4指あるいは小指球の膨らみを用いて抵抗を加える．

橈側手根屈筋
部位：第1～2中手骨．
方向：手関節背屈・尺屈方向．
・患者の手関節は橈側偏位，軽度伸展位とする．

尺側手根屈筋
部位：第5中手骨．
方向：手関節背屈・橈屈方向．
・患者の手関節は，尺側偏位，軽度伸展位とする．

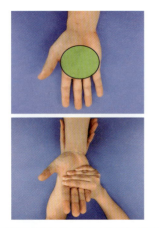
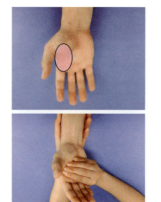
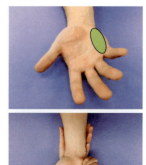
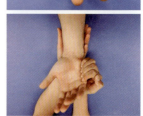

4
概念 最大限に手関節屈曲を行った後，強度～中等度の抵抗に耐え，その肢位の保持が可能．
指示 「段階5」と同様．

検査手順は「段階5」と同様

3
概念 抵抗がなければ全可動域にわたり屈曲ができ，その肢位の保持が可能．
指示 手首を手のひらの方に曲げてください．指に力は入れないでください．

■ 全体像
・抵抗を加えないこと以外は「段階5」と同様．

2	概念	重力を除いた状態で全可動域にわたり屈曲が可能．
	指示	「段階3」と同様．

■ 開始肢位	■ 全体像	■ ポイント
・端座位． ・手の尺側縁を下にして，前腕回内・外中間位で検査台の上に置く．	・検者は患者の手を前腕遠位端で支える． ・手部を台の上で滑らせるか，台から浮かせて手関節を屈曲させる．	・橈側手根屈筋，尺側手根屈筋それぞれを分離して別々にテストする場合，前腕遠位部を写真のように下から把持し，手関節を検査台から浮かせるようにして，患者に尺側，ついで橈側に屈曲させる（尺側偏倚と橈側偏倚を伴う手関節屈曲）． 【橈屈】　　　　【尺屈】
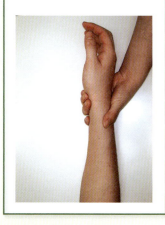	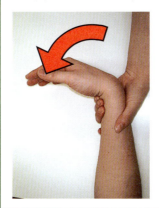	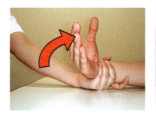 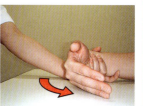

1	概念	筋のわずかな収縮を確認（触知あるいは目視）できるが運動は起こらない．
	指示	手首を手のひらの方に曲げようとしてください．力を抜いてもう一度曲げてください（繰り返し行い，弛緩・収縮いずれの際にも腱を触れるようにする）．

■ 開始肢位	■ 全体像
・抵抗を加えないこと以外は「段階5」と同様．	・検者は一方の手で患者の屈曲した手関節を支え持つ． ・もう一方の手の示指で腱の触知を行う．
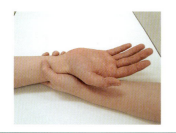	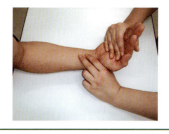

■ 触診①：橈側手根屈筋	■ 触診②：尺骨手根屈筋
・手関節掌側面の外側で橈側手根屈筋を触知．	・手関節掌側面の内側（第5中手骨の基部）で尺側手根屈筋を触知．
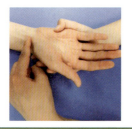	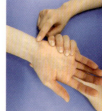

0	概念	筋の収縮を確認することもできない．
	指示	「段階1」と同様．

検査手順は「段階1」と同様

メモ

29. 手関節　伸展

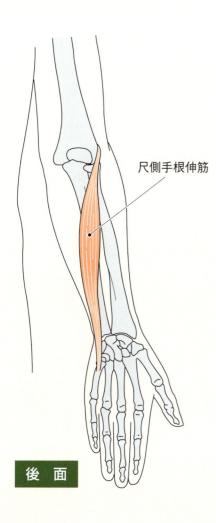

後面

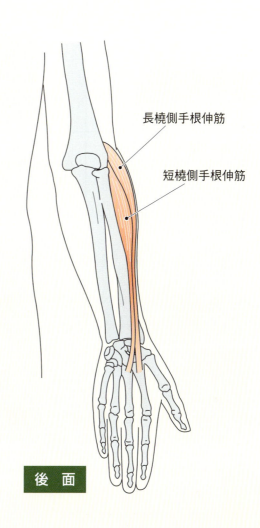

後面

長橈側手根伸筋 extensor carpi radialis longus

起　始	上腕骨（外側上顆）
停　止	第2中手骨（橈側背面）
支配神経	橈骨神経（C6-7）

短橈側手根伸筋 extensor carpi radialis brevis

起　始	上腕骨（外側上顆）
停　止	第3中手骨（橈側背面），まれに第2中手骨
支配神経	橈骨神経（C7-8）

尺側手根伸筋 extensor carpi ulnaris

起　始	上腕骨（外側上顆），尺骨
停　止	第5中手骨
支配神経	橈骨神経（C7-8）

その他

筋　名	指伸筋 extensor digitorum，小指伸筋 extensor digiti minimi，示指伸筋 extensor indicis

29. 手関節 伸展

5
- 概念：最大限に手関節伸展を行った後，最大抵抗に耐え，その肢位の保持が可能．
- 指示：
  1：手首を手の甲の方に曲げてください．
  2：その手首を曲げようとしますが，頑張ってその位置を保ってください．

■ 開始肢位
- 端座位．
- 前腕は検査台の上に置く．
- 肘関節屈曲，前腕回内位．

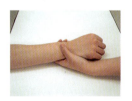

■ 全体像
- 検者は患者の斜め前に位置する．
- 検者は患者の前腕を支える．
- 指の伸展をさせてはならない．

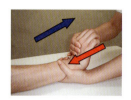

■ ポイント
- 長・短橈側手根伸筋，尺側手根伸筋の3つの筋の同時テストにおいて，運動が可能なときは橈屈，尺屈のテストの際に完全伸展はしなくてもよい．

■ 抵抗部位・方向
3つの筋
部位：第2～5中手骨．
方向：前方かつ下方
- 4指あるいは小指球の膨らみを用いて抵抗を加える．

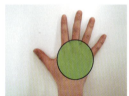
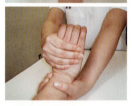

長・短橈側手根伸筋
部位：第2・3中手骨の背面．
方向：屈曲かつ尺側．
- 2指を用いて抵抗を加える．

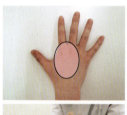
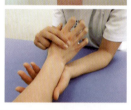

尺側手根伸筋
部位：第5中手骨の背面．
方向：屈曲かつ橈側．

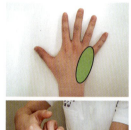
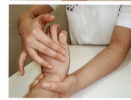

4
- 概念：最大限に手関節伸展を行った後，強度～中等度の抵抗に耐え，その肢位の保持が可能．
- 指示：「段階5」と同様．

検査手順は「段階5」と同様

3
- 概念：抵抗を加えなければ全可動域にわたり伸展ができ，その肢位の保持が可能．
- 指示：「段階5」と同様．

■ 開始肢位・全体像
- 抵抗を加えないこと以外は「段階5」と同様．

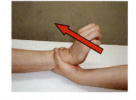

■ ポイント
- 橈側手根伸筋，尺側手根伸筋個々のテストでは，どちらかに偏らせるために大きな範囲の運動はできないことがある．

■ 代償運動：指伸筋
- 指の伸展を伴った手関節の背屈が起きる．

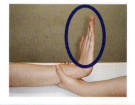

2

概念　重力を除いた状態で全可動域にわたり伸展が可能．
指示　「段階3」と同様．

■ 開始肢位
- 端座位．
- 前腕は中間位で検査台の上に置く．

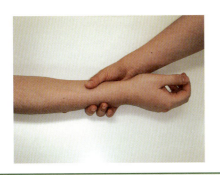

■ 全体像
- 検者は前腕遠位部を把持し支える．
- 患者の手を検査台から離し，台との摩擦が生じないようにする．

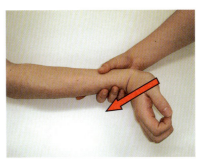

1

概念　筋のわずかな収縮を確認（触知あるいは目視）できるが運動は起こらない．
指示　手首を手の甲の方に曲げようとしてください．

■ 開始肢位
- 端座位．
- 手と前腕は前腕回内位で検査台に置く．

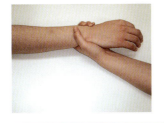

■ 全体像
- 検者は一方の手で患者の手関節を背屈位に支える．
- 一方の手の示指（1本の指）で触診する．

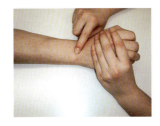

■ 触診①：長橈側手根伸筋
- 第2中手骨線上で手関節背面に長橈側手根伸筋を触知．

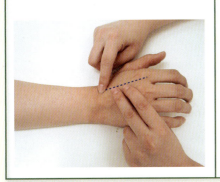

■ 触診②：短橈側手根伸筋
- 第3中手骨線上で手関節背面に短橈側手根伸筋を触知．

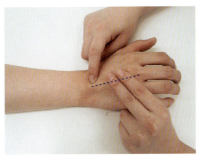

■ 触診③：尺側手根伸筋
- 尺側茎状突起のすぐ遠位で，第5中手骨近位の手関節背面で尺側手根伸筋を触知．

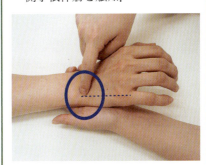

0

概念　筋の収縮を確認することもできない．
指示　「段階1」と同様．

検査手順は「段階1」と同様

メモ

30. 手指の運動

- 手の筋は様々な巧緻動作に関わる非常に細かく繊細な筋である．
- 本書では筋の走行および神経支配については割愛するが，その他の筋と同様にこれらを正しく把握することは重要である．
- 粗大筋と比較し，手の筋は非常に小さい．ゆえに，与える抵抗も指1本か2本といったレベルでの抵抗を用いる．
- 手指の筋力レベルを正しく判定する，すなわち適切な抵抗を加えるためには，健側手指との比較，および臨床判断経験が必要とされる．
- 手指においても重力の影響を考慮するとされており，本書もそれにしたがって記載している．しかし実際には，手指において重力の影響はそれほど重要ではない場合が多い．

虫様筋 lumbricales
浅指屈筋 flexor digitorum superficialis
深指屈筋 flexor digitorum profundus
指伸筋 extensor digitorum
示指伸筋 extensor indicis
小指伸筋 extensor digiti minimi
背側骨間筋 dorsal interossei
掌側骨間筋 palmar interossei
短母指屈筋 flexor pollicis brevis
長母指屈筋 flexor pollicis longus
短母指伸筋 extensor pollicis brevis
長母指伸筋 extensor pollicis longus
長母指外転筋 abductor pollicis longus
短母指外転筋 abductor pollicis brevis
母指内転筋 adductor pollicis
母指対立筋 opponens pollicis
小指対立筋 opponens digiti minimi

30. 手指の運動

指の中手指節（MP）関節　屈曲【虫様筋と骨間筋】

5	概念	MP関節の屈曲とIP関節の伸展を同時に行い，最大抵抗に負けずに保つ．
4	概念	MP関節屈曲とIP関節伸展の動きを同時に行い，強度から中等度の抵抗に対してその位置を保つ．
指示		指先をまっすぐ伸ばし，指の付け根を曲げて天井に向けてください． 私が指を元に戻そうとしても負けないようにしてください．

■ 開始肢位
・前腕回外位，手関節は中間位．
・MP関節は完全に伸展，すべてのIP関節は屈曲位．

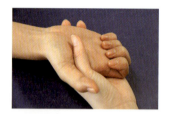

■ 全体像

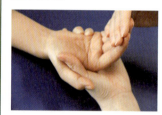

・MP関節の屈曲とIP関節の伸展を同時に行う．

固定部位
・MP関節より近位で中手骨を固定．
抵抗部位
・近位指節列に対しMP関節伸展方向に1本ずつ抵抗を加える（神経支配が異なるため）．

3	概念	MP関節の屈曲とIP関節の伸展運動を，抵抗を加えられなければ正しく同時に行うことができる．
	指示	掌を上に向け，指先はまっすぐ伸ばし指の付け根を曲げて天井に向けてください．

検査手順は「段階5」と同様

2	概念	重力を最小にした肢位で，MP屈曲とIP伸展を同時に全可動域動かすことができる．
1	概念	ごくわずかな動きがみられる．（触知が困難なため）
0	概念	いかなる動きもみられない．
指示		指の付け根を曲げながら，指をまっすぐ伸ばしてください．

■ 開始肢位
・前腕と手関節中間位．
・MP関節完全伸展，IP関節すべて屈曲位．

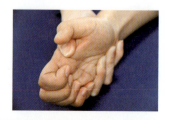

■ 全体像
・IP関節を伸ばしながら，MP関節を屈曲する．
・検者は中手骨を固定．

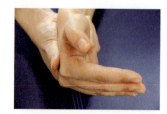

■ 代償動作
・指屈筋による虫様筋代償を避けるために，IP関節の完全伸展を確認する．

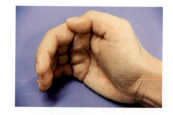

指の近位指節間（PIP）関節　屈曲【浅指屈筋】

5	概念	PIP関節屈曲の可能な可動域全体にわたり動かし，最大抵抗に負けずに保つ．
4	概念	PIP関節屈曲の可能な可動域全体にわたり動かし，中等度の抵抗に対抗してその位置を保つ．

指示	人差し指（次に，中指，薬指そして小指）の第2関節を曲げてください．他の指は力を抜いたままにしてください．私が元に戻そうとしても，負けないでください．

■ 開始肢位
・前腕回外位，手関節中間位．
・MP関節軽度屈曲位．

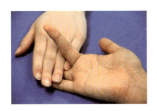

■ 全体像

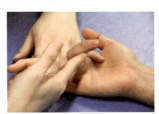

・1本ずつDIP関節を屈曲しないでPIP関節を屈曲する．
・環指，小指は同時測定可．

固定部位
・テスト指以外の指の全関節を伸展位に保持．

抵抗部位
・テスト指の中節骨頭（遠位端）に伸展方向に抵抗を加える．
・テスト指のDIP関節が伸展位であることを確認する．

3	概念	抵抗がなければ，PIP屈曲の可能な可動域を動かすことができる．
	指示	人差し指（次に，中指，薬指そして小指）の第2関節を曲げてください．他の指は力を抜いたままにしてください．

検査手順は「段階5」と同様

2	概念	運動範囲全体にわたり動かすことが可能．
1	概念	触知あるいは目にみえる収縮がある．
0	概念	収縮活動がない．

指示	人差し指を曲げてください（他指も順次行う）．

■ 開始肢位・全体像
・前腕と手関節中間位．
・「段階5」と同様に固定．

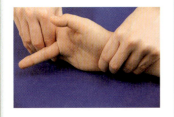

■ 触診
・手関節掌側面で，長掌筋と尺側手根屈筋間に浅指屈筋を触知．

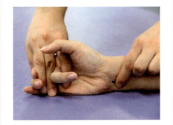

■ 代償動作

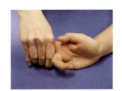

・深指屈筋による代償（DIP屈曲）．

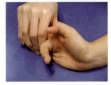

・腱固定作用による代償（手関節背屈）．

手指

30. 手指の運動

指の遠位指節間（DIP）関節　屈曲【深指屈筋】

5	概念	慎重に判断された最大レベルの抵抗に対し DIP 屈曲の可能な可動域を完全に動かす．
4	概念	ある程度の抵抗に対して，DIP 屈曲の可能な可動域を完全に動かす．

指示　人差し指（次に，中指，薬指そして小指）の先を曲げてください．私が元に戻そうとしても，負けないでください．

■ 開始肢位
・前腕回外位，手関節中間位．
・PIP 関節伸展位．

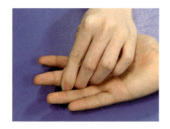

■ 全体像

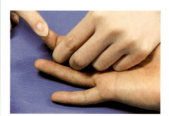

・1 本ずつ DIP 関節を屈曲する．

固定部位
・指の近位指節関節を伸展位に固定．
抵抗部位
・テスト指の末節骨に伸展方向に抵抗を加える．

3	概念	抵抗がなければ，可能な可動域を動かすことができる．

指示　人差し指（次に，中指，薬指そして小指）の先を曲げてください．

検査手順は「段階5」と同様

2	概念	運動範囲全体にわたり動かすことが可能．
1	概念	触知あるいは目にみえる収縮がある．
0	概念	収縮活動がない．

指示　人差し指を曲げてください（他指も順次行う）．

■ 開始肢位・全体像
・前腕と手関節中間位．
・「段階5」と同様に固定．

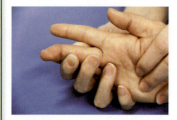

■ 触診
・指の中節骨の掌側面で深指屈筋腱に触れる．

■ 代償動作
・腱固定作用による代償（手関節背屈）．
・DIP 関節伸展からの脱力．

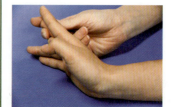

指の中手指節（MP）関節　伸展【指伸筋，示指伸筋，小指伸筋】

5	概念	自動運動で可能なMP関節の伸展を行い，強い適切なレベルの抵抗に負けずに保つ．
4	概念	ある程度の抵抗を加えられても，MP伸展の自動可動域の運動を完全に行う．

指示　指先は軽く曲げたまま，指の付け根をできるだけ反らしてください．私が指を元に戻そうとしても負けないようにしてください．

■ 開始肢位
・前腕回内位，手関節は中間位．
・MP関節，IP関節は力を抜いた屈曲位．

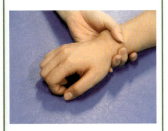

■ 全体像
指伸筋：MP関節を同時に伸展する．IP関節は軽度屈曲可．
示指伸筋：示指のMP関節を伸展．
小指伸筋：小指のMP関節を伸展．
・MP関節の自動可動域は他動可動域よりかなり小さいため，「自動可動域」で判定．
固定部位：手関節を中間位で固定．
抵抗部位
・基節骨の背面で，MP関節を横切るように検査者の示指で屈曲方向に抵抗を加える．MP関節伸展は強力な動作ではないため，抵抗のかけ方に注意．

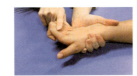
総指伸筋

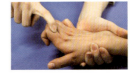
示指伸筋

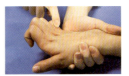
小指伸筋

3	概念	抵抗を加えられなければ，自動可動域の運動を完全に行う．

指示　指先を軽く曲げたまま，指の付け根をできるだけ反らしてください．

検査手順は「段階5」と同様

2	概念	可動域を完全に動かす．
1	概念	腱の動きがみられるが，運動は起こらない．
0	概念	いかなる動きもみられない．

指示　指先を軽く曲げたまま，指の付け根をできる限り反らしてください．

■ 開始肢位
・前腕と手関節中間位．
・IP関節は脱力した屈曲位．

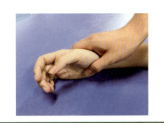

■ 全体像
・IP関節軽度屈曲位でMP関節を伸展．
・検者は中手骨を固定．
・指伸筋腱は手背で容易に確認可能．

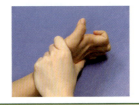

■ 代償動作
・腱固定作用：手関節屈曲で手指の伸展が起こる．

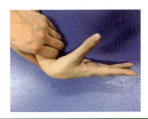

30. 手指の運動

指 外転【背側骨間筋】

5・4
概念 背側骨間筋も小指外転筋も，大きな抵抗には耐えられない．反対側との比較や臨床経験に基づき，段階5，4の判定を行う．

指示 指の間を広げてください．指同士を押し合わせようとしても負けないようにしてください．

■ 開始肢位
・前腕回内位，手関節中間位．
・MP関節中間位．
・指関節伸展，内転位．

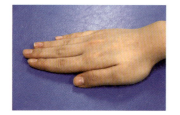

■ 全体像

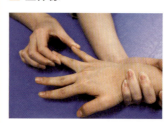

背側骨間筋
・環指→小指方向に外転．
・中指→環指方向に外転（第3背側骨間筋）．
　　　　示指方向に外転（第2背側骨間筋）．
・示指→母指方向に外転．
小指外転筋
・小指→尺側方向に外転．

固定部位
・手関節を中間位で支える．
抵抗部位
・テスト指の末節骨の橈側と尺側から指を押し合わせるように抵抗を加える．
・内転方向に指を弾き，元通りに跳ね返れば機能的である．

3
概念 抵抗を加えられなければ，可能な可動域を外転できる．

2
概念 部分的な外転運動ができる．

1
概念 収縮が触知できる（第1背側骨間筋，小指外転筋のみ）．

0
概念 収縮がみられない（中指，環指の判別は困難）．

指示 指の間を広げてください．

検査手順は「段階5」と同様

■ 全体像
・中指は2つの背側骨間筋があるため，正中位線から両方向にテストする（写真は第2背側骨間筋テスト）．

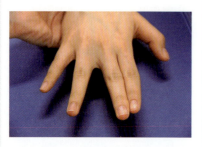

■ 触診

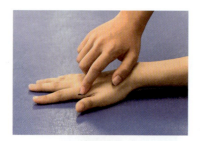

第1背側骨間筋
・基節骨底で触知可能．

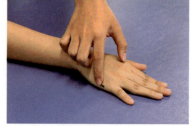

小指外転筋
・手の尺側縁で触知可能．

指　内転【掌側骨間筋】

| 5・4 | 概念 | 掌側骨間筋は，大きな抵抗には耐えられない．反対側との比較や臨床経験に基づき，段階5，4の判定を行う． |

| 指示 | 指を揃えてくっつけてください．指を離そうとしても負けないようにしてください． |

■ 開始肢位
・MP関節中間位．
・各指は伸展かつ内転．

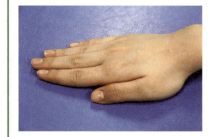

■ 全体像

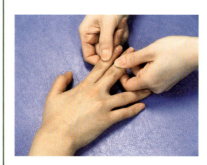

・小指→環指の方向へ内転．
・環指→中指方向へ内転．
・示指→中指方向へ内転．
※中指は掌側骨間筋が存在しないため，テストは行わない．

固定部位
・テスト指以外の指の全関節を伸展位に保持．

抵抗部位
・テスト指の中節骨頭（遠位端）に伸展方向に抵抗を加える．
・テスト指のDIP関節が伸展位であることを確認する．
・末節骨から外転方向に指を弾き，内転にはね戻れば機能的である．

| 3 | 概念 | 抵抗がなければ，可能な範囲で内転できる． |

| 2 | 概念 | 外転位から部分的に内転運動がみられる． |

| 1・0 | 概念 | 掌側骨間筋の触知は困難なため，判別も困難． |

| 指示 | 指を揃えてくっつけてください． |

■ 開始肢位・全体像
・外転位から開始．
・中指のテストは行わない．

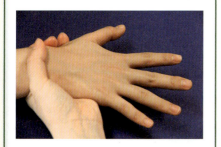

■ 触診
・掌側骨間筋の触知が可能なことは稀であるため，テスト指側面で軽い動きを触知．

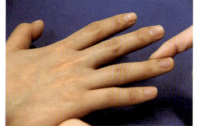

■ 代償動作
・指屈筋による代償：指の屈曲．

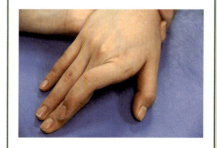

30. 手指の運動

母指中手指節（MP）関節　屈曲【短母指屈筋】

5	概念	母指 MP 関節屈曲の可能な運動範囲を動かし，最大の抵抗に抗してその位置の保持が可能．
4	概念	母指 MP 関節屈曲の可能な運動範囲を動かし，強度のあるいは中等度の抵抗に抗してその位置の保持が可能．
3	概念	可能な運動範囲全体にわたる運動を最後まで行い，わずかな量の抵抗に抗して最終到達肢位の保持が可能．
指示		親指の先は伸ばしたまま，親指の付け根を掌の方に曲げてください．元に戻そうとしても負けないようにしてください．

■ 開始肢位
・前腕回外位，手関節中間位．
・手根中手（CMC）関節 0°．
・指節間（IP）関節 0°．
・母指内転位で第 2 中手骨の隣に置く．

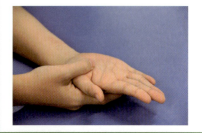

■ 全体像

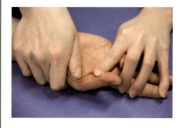

・母指の IP 関節を伸展位に保ちながら，母指の MP 関節を屈曲する．

固定部位
・第 1 中手骨を手関節，CMC 関節の動きが出ないように固定．
抵抗部位
・母指基節骨に MP 関節伸展方向に抵抗を加える．

2	概念	運動範囲全体にわたり動かすことが可能．
1	概念	短母指屈筋の筋腹の収縮が触知できる．
0	概念	収縮活動がない．
指示		親指の先は伸ばしたまま，親指の付け根を掌の方に曲げてください．

検査手順は「段階5」と同様

■ 触診
・母指球内長母指屈筋腱の尺側に短母指屈筋の筋腹を触知する．

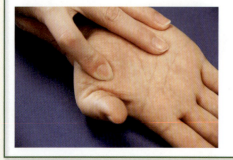

■ 代償動作
・IP 関節屈曲：長母指屈筋による代償．

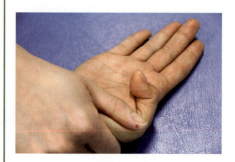

母指指節間（IP）関節　屈曲【長母指屈筋】

5	概念	母指 IP 関節屈曲の可能な運動範囲を動かし，最大の抵抗に抗してその位置の保持が可能．
4	概念	可能な運動範囲全体にわたる運動を最後まで行い，強度の抵抗に抗してその位置の保持が可能．
3	概念	可能な運動範囲全体にわたる運動を最後まで行い，わずかな量の抵抗に抗してその位置の保持が可能．

指示　親指の先を掌の方に向けて曲げてください．元に戻そうとしても負けないようにしてください．

■ 開始肢位
- 前腕回外位，手関節中間位．
- 母指 MP 関節伸展位．
- IP 関節は脱力．

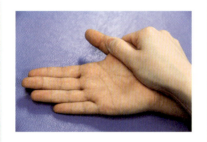

■ 全体像

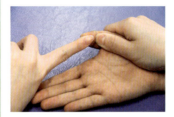

- 母指の IP 関節を屈曲する．

固定部位
- MP 関節伸展位で固定．

抵抗部位
- 母指末節骨掌側面に IP 関節伸展方向に抵抗を加える．

2	概念	母指 IP 関節の屈曲にわたり動かすことが可能．
1	概念	長母指屈筋腱の収縮活動が触知できる．
0	概念	収縮活動がみられない．

指示　親指の先を掌の方に曲げてください．

検査手順は「段階5」と同様

■ 代償動作
- 母指 IP 関節を伸展し脱力することによる受動的屈曲位となる．開始時の IP 関節過伸展に注意．

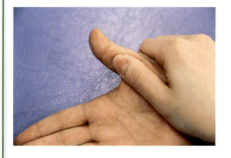

■ 触診
- 母指基節の掌側面に長母指屈筋の腱を触知する．

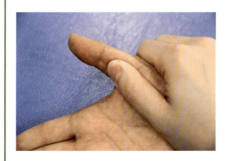

30. 手指の運動

母指中手指節（MP）関節　伸展【短母指伸筋】

5・4	概念	母指MP関節伸展筋は力の弱い筋のため，慎重な判断を要する．健側との比較や臨床経験に基づいて判定する．
3	概念	母指MP関節伸展の全可動域を動かし，多少の抵抗に抗してその位置の保持が可能．

指示　親指の先は動かさないようにして，親指の付け根を伸ばしてください．元に戻そうとしても負けないようにしてください．

■ 開始肢位
・前腕中間位，手関節中間位．
・母指CMC関節，IP関節軽度屈曲（脱力）．
・MP関節外転屈曲位．

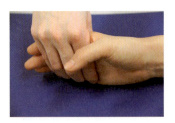

■ 全体像

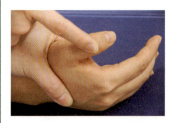

・母指IP関節軽度屈曲位でMP関節を伸展する．

固定部位
・第1中手骨でCMC関節の動きを出さないように固定．
抵抗部位
・母指基節骨背側面にMP関節屈曲方向に抵抗を加える．

2	概念	母指MP関節伸展の全可動域の一部を動かすことが可能．
1	概念	短母指伸筋腱の収縮活動が触知できる．
0	概念	収縮活動がみられない．

指示　親指の先は動かさないようにして，親指の付け根を伸ばしてください．

検査手順は「段階5」と同様

■ 触診
・第1中手骨底で長母指外転筋腱と長母指伸筋腱の間で短母指伸筋腱を触知（解剖学的嗅ぎ煙草入れの橈側内側）．

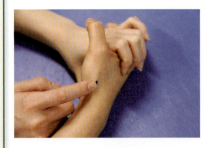

■ 代償動作
・長母指伸筋：CMC関節の内転，IP関節の伸展．

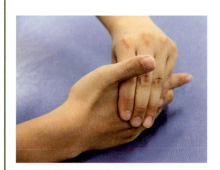

母指指節間（IP）関節　伸展【長母指伸筋】

5・4	概念	母指 IP 関節の伸展可動域を完全に動かす．強力な筋ではないため，5・4 の判定は健側手との比較もしくは，臨床経験に基づき行う．

指示	親指の指先をまっすぐ伸ばしてください．元に戻そうとしても負けないようにしてください．

■ 開始肢位
・前腕中間位，手関節中間位．
・手の尺側を検査台の上に置く．
・母指は脱力し，自然な屈曲位．

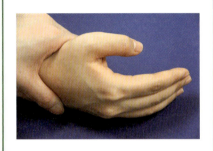

■ 全体像

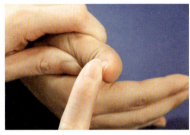

・母指の IP 関節を伸展する．

固定部位
・母指の基節骨を固定．
抵抗部位
・母指末節骨の背側面に IP 関節屈曲方向に抵抗を加える．

3	概念	母指 IP 関節伸展の全可動域を抵抗を加えられなければ保持できる．
	指示	親指の指先をまっすぐ伸ばしてください．

検査手順は「段階 5」と同様

2	概念	母指 IP 関節伸展の運動可動範囲を完全に動かすことができる．
1	概念	長母指伸筋腱の収縮活動が触知できる．
0	概念	収縮活動がみられない．

指示	親指の先をまっすぐ伸ばしてください．

■ 開始肢位・全体像
・前腕回内位，手関節中間位．
・母指脱力屈曲位．

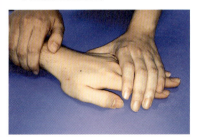

固定部位
・手関節を背側から固定．
・MP 関節よりすぐ末梢レベルに第 2～4 指を横切るように固定．

■ 触診
・長母指伸筋腱を解剖学的嗅ぎ煙草入れの尺側，もしくは，基節骨背面で触知する．

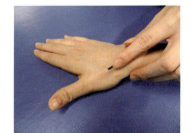

■ 代償動作
・母指球筋群：CMC 関節を屈曲することによる IP 関節伸展（伸筋腱固定効果）．

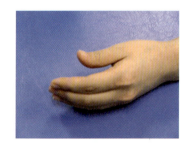

30. 手指の運動

母指 橈側外転【長母指外転筋】

| 5・4 | 概念 | 母指橈側外転の可動域を完全に動かし，抵抗に抗してその位置を保持できる．反対側との比較や臨床経験に基づき，段階5，4の判定を行う． |

指示　親指をまっすぐ横に広げてください．元に戻そうとしても負けないようにしてください．

■ 開始肢位
・前腕回外位，手関節中間位．
・母指脱力内転位．

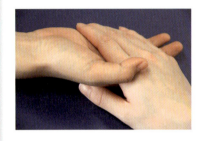

■ 全体像

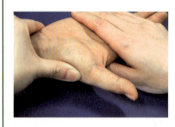

・4本の指の中手骨と平行な面上で，手から離れるよう母指を外転する．

固定部位
・示指から小指までの中手骨と手関節を固定．
抵抗部位
・第中手骨の末梢端に内転方向に抵抗を加える．

3	概念	母指橈側外転の可動域を完全に動かし，抵抗がなければその位置を保持できる．
2	概念	母指橈側外転の可動域の一部を動かすことができる．
1	概念	長母指外転筋の腱を触知できる．
0	概念	収縮活動がみられない．

指示　親指をまっすぐ横に広げてください．

検査手順は「段階5」と同様

■ 触診
・長母指外転筋の腱を第1中手骨底，短母指伸筋の橈側に触知する．解剖学的嗅ぎ煙草入れの橈外側であり，手関節部で最も外側にある腱である．

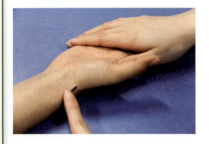

■ 代償動作
・短母指伸筋：前腕の背側面に牽引される．

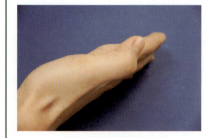

母指　掌側外転【短母指外転筋】

5	概念	母指掌側外転の可動域全体を動かし，最大の抵抗に対してその位置を保持できる．
4	概念	母指掌側外転の可動域全体を動かし，中等度の抵抗に耐えてその位置を保持できる．
3	概念	母指掌側外転の可動域を完全に動かし，抵抗がなければ保持できる．

指示	親指で天井を指差すように，垂直に立ててください．指を元に戻そうとしても負けないようにしてください．

■ 開始肢位
・前腕回外位，手関節中間位．
・母指脱力内転位．

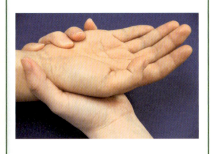

■ 全体像

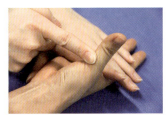

・掌側面に対し垂直な面内で母指を外転する．母指球のしわと，長掌筋腱の表出を確認する．

固定部位
・被検者の掌側面を横切るように手を置き，母指を手背側で中手骨群を固定．
抵抗部位
・母指基節骨の外側面に内転方向に抵抗を加える．

2	概念	母指掌側外転の可動域全体を動かす．
1	概念	短母指外転筋の収縮が触知できる．
0	概念	収縮活動がみられない．

指示	親指を立てて，自分の方に向けて親指を動かしてください．

■ 開始肢位・全体像
・前腕は中間位，手関節中間位．
・母指は脱力内転位．
・掌側面に垂直な面内で母指を外転．

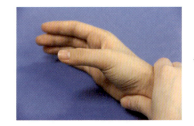

固定部位
手関節を中間位に保持．

■ 触診
・短母指外転筋の筋腹を母指球中央，母指対立筋の内側に触知．

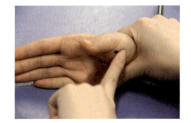

■ 代償動作
・長母指外転筋：母指が手の橈側に向かう．

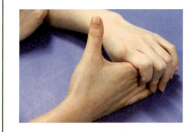

手指

30. 手指の運動

母指　内転【母指内転筋】

5	概念	母指内転の可動域を完全に動かし，最大抵抗に対してその位置を保持できる．

4	概念	母指内転の可動域を完全に動かし，最大抵抗に対しては内転筋が負ける．

指示	親指を人差し指に近づけて，横にぴったりつけてください．親指を離そうとしても負けないようにつけておいてください．

■ 開始肢位
・前腕回内位，手関節中間位．
・母指は力を抜いた外転位．

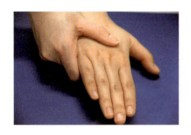

■ 全体像

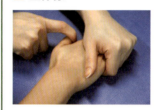

・第1中手骨を第2中手骨に近づけて，母指を内転する．

固定部位
・尺側から母指以外4指の中手骨を固定
抵抗部位
・母指基節骨の内側に外転方向に抵抗を加える．
別法
・母指と第2中手骨の間に紙片をはさみ，紙を引き出そうとしながら患者に保持させる．

3	概念	母指内転の可動域を完全に動かし，抵抗がなければその位置を保持できる．
	指示	親指を人差し指に近づけて，横にぴったりつけてください．

検査手順は「段階5」と同様

2	概念	運動範囲全体にわたり動かすことが可能．

1	概念	母指内転筋の動きを触知することができる．

0	概念	収縮活動がみられない．

指示	親指を人差し指の横に持っていってください．

■ 開始肢位・全体像
・前腕中間位，手関節中間位，母指外転位で検査台の上に置く．
・手関節を検査台の上で固定し，4指の中手骨を手で固定．

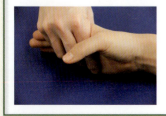

■ 触診
・示指と母指の間の水かきの部分をつまみ，第1背側骨間筋と第1中手骨の間に母指内転筋を触知．

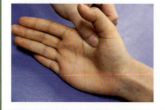

■ 代償動作

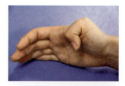

長母指屈筋・短母指屈筋：母指屈曲し掌側面を横切る．

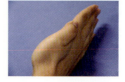

・長母指伸筋：CMC関節伸展．

母指対立【母指対立筋と小指対立筋】

5	概念	母指を第5指に対立させ，最大の抵抗に対抗してその位置を保持できる．
4	概念	母指を第5指に対立させ，中等度の抵抗に対してその位置を保持できる．

指示	親指と小指の指の腹同士をくっつけて"O(オー)"の字を作ってください．指同士を離そうとしても負けないようにしてください．

■ 開始肢位
・前腕回外位，手関節中間位．
・母指MP関節，IP関節屈曲して内転位．

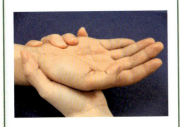

■ 全体像
・母指を掌側面から離れるように持ち上げ回旋し，母指の末節骨が小指の末節骨と対立するようにする．
・指尖ではなく，指腹が向き合うように．

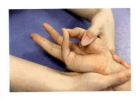

母指対立筋
・第1中手骨頭に掌を平らにするように抵抗を加える．

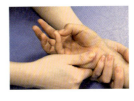

小指対立筋
・第5中手骨の掌側面に手掌を平らにするように抵抗を加える．

固定部位：手関節を背側から保持し固定．
別法：母指と小指の間で物を把持し，検査者が引き抜こうとするのに抵抗する．

3	概念	対立の可動域にわたって母指と小指を動かし，抵抗がなければその位置を保持できる．
2	概念	対立の可動域の一部を動かすことができる（2つの対立筋を別々に評価）．
1	概念	収縮が触知できる（母指対立筋，小指対立筋）．
0	概念	収縮活動がみられない．

指示	親指と小指の指の腹同士をくっつけて"O(オー)"の字を作ってください．

■ 触診

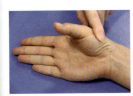

母指対立筋
・第1中手骨幹部橈側（短母指外転筋外側）．

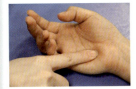

小指対立筋
・第5中手骨橈側縁．

■ 代償動作

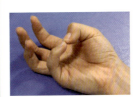

・長母指屈筋・短母指屈筋：指尖接触．

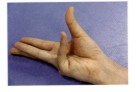

・短母指外転筋：母指掌側外転となり，対立運動の回旋要素が含まれない．

メモ

31. 股関節　屈曲

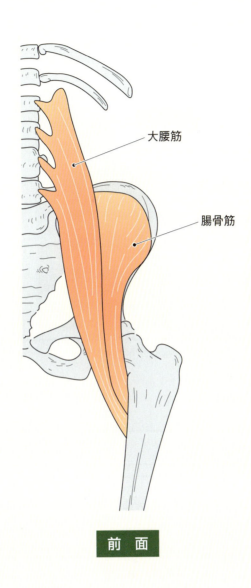

前　面

大腰筋　psoas major

起　始	T12（椎体），L1-5（椎体, 横突起）
停　止	大腿骨（小転子）
支配神経	腰神経叢（L2-4）

腸骨筋　iliacus

起　始	腸骨窩
停　止	大腿骨（小転子）
支配神経	腰神経叢・大腿神経（L2-3）

その他

筋　名	大腿直筋　rectus femoris，縫工筋　sartorius，大腿筋膜張筋　tensor fasciae latae
	恥骨筋　pectineus，短内転筋　adductor brevis，長内転筋　adductor longus
	大内転筋（上部線維）　adductor magnus (superior fibers)
	中殿筋（前部線維）　gluteus medius (anterior fibers)

31. 股関節 屈曲

5	概念	最大限に股関節屈曲を行った後，最大抵抗に耐え，その肢位の保持が可能．
	指示	1：太もも（または膝）を上に持ち上げてください．
		2：その太ももを上から押さえますが，頑張ってその位置を保ってください．

■ 開始肢位
- 端座位．
- 大腿は検査台の上に置き，下腿は自然に縁から垂らす．
- 体幹後傾による代償運動を防ぐため，両上肢を座面につき骨盤および体幹の安定を保持する．

■ 全体像
- 検者はテスト側下肢のそばに位置する．
- 患者は股関節内外旋中間位．

■ 抵抗部位
- 大腿遠位部，膝関節のすぐ上を把持し，下方へ抵抗を加える．

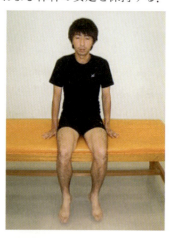
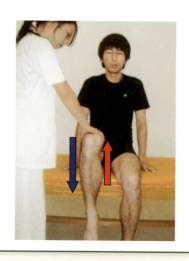
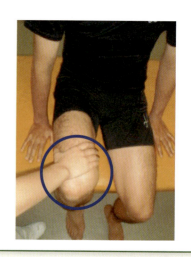

4	概念	最大限に股関節屈曲を行った後，強度〜中等度の抵抗に耐え，その肢位の保持が可能．
	指示	「段階5」と同様．

検査手順は「段階5」と同様

3	概念	抵抗がなければ全可動域にわたり屈曲ができ，その肢位保持が可能．
	指示	太もも（または膝）を上に持ち上げてください．

■ 全体像
- 抵抗を加えないこと以外は「段階5」と同様．

■ 代償動作：縫工筋
- 股関節外旋・外転を伴う屈曲が起こる．

■ 代償動作：大腿筋膜張筋
- 股関節内旋・外転を伴った屈曲が起こる．

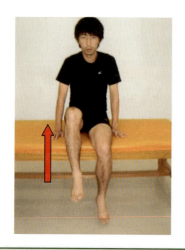
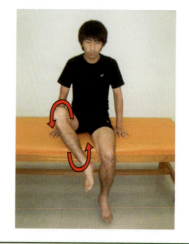
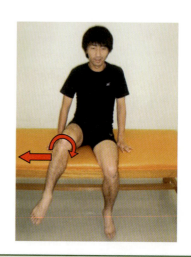

2	概念	重力を除いた状態で全可動域にわたり屈曲が可能.
	指示	太もも（または膝）が胸にくっつくように動かしてください.

■ 開始肢位
・側臥位.
・テスト側下肢が上.
・体幹が床と垂直になるように保持させる（腹側または背側に傾斜させない）.

■ 全体像
・検者は患者の後ろに位置する.
・検者は手でテスト側下肢の膝を下から支える.
・他方の手は骨盤と股関節のアライメントを保持する.

■ ポイント
・テスト側下肢の膝関節を屈曲することにより，膝屈筋の緊張をほぐす.
・非テスト側股関節と膝関節も屈曲し，体幹の安定性を図る.

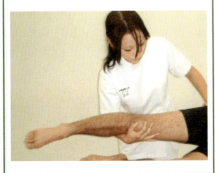 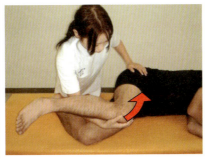 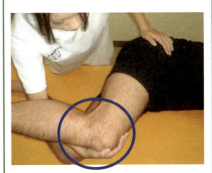

1	概念	筋のわずかな収縮を触知できるが運動は起こらない.
	指示	太もも（または膝）が鼻にくっつくように動かしてください.

■ 開始肢位・全体像
・背臥位.
・テスト側の下肢はセラピストの手で腓腹筋の下から支える.

■ 触診部位
・縫工筋よりも内側.
・鼠径靱帯の直近，遠位部.

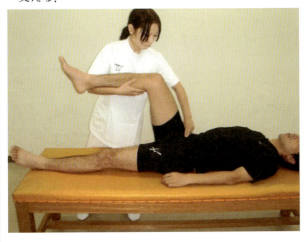 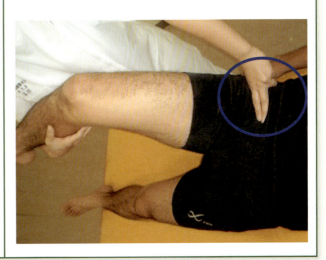

0	概念	筋の収縮を触知することもできない.
	指示	「段階1」と同様.

検査手順は「段階1」と同様

メ モ

32. 股関節　屈曲・外転・膝関節屈曲位での外旋

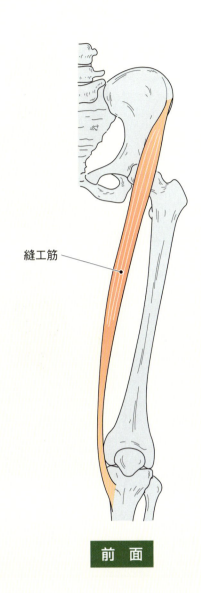

前　面

縫工筋　sartorius

起　始	腸骨（上前腸骨棘）
停　止	脛骨（上部内側面：鵞足）
支配神経	大腿神経（L2-3）

その他

筋　名	股関節ならびに膝関節屈筋　hip and knee flexors，　股関節外旋筋　hip external rotators
	股関節外転筋　hip abductors

32. 股関節　屈曲・外転・膝関節屈曲位での外旋

5

概念　最大限に縫工筋による動きを行った後，最大抵抗に耐え，その肢位の保持が可能．
指示　1：踵を脛（すね）に沿って滑らせながら下から上へ移動させてください．
　　　2：最も上の位置で足首を押さえますが，頑張ってその位置を保ってください．

■ 開始肢位

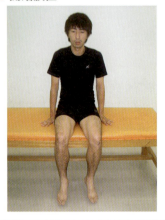

- 端座位．
- 大腿は検査台の上に置き，下腿は縁から自然に垂らす．

■ 全体像

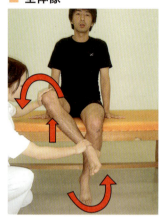

- 検者はテスト側下肢のそばに位置する．
- 患者は股関節屈曲・外転・外旋，膝関節屈曲を保持する．

■ 抵抗部位

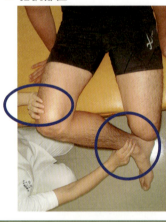

- 大腿遠位部外側を把持した手で，下方と内方に抵抗を加える．

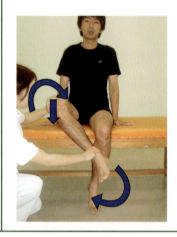

- 下腿遠位部内側を把持した手で，上方と外方に抵抗を加える．

■ ポイント
- 体幹の安定を保つため，両手を台についても差し支えない．
- 検者は患者の下肢を他動的に動かしたり模範を示しながら運動を熟知させ，その運動を繰り返させる．

4

概念　最大限に縫工筋による動きを行った後，強度〜中等度の抵抗に耐え，その肢位の保持が可能．
指示　「段階5」と同様．

検査手順は「段階5」と同様

3

概念　抵抗がなければ全可動域にわたり縫工筋による運動ができ，その肢位の保持が可能．
指示　踵を脛（すね）に沿って滑らせながら下から上へ移動させてください．

■ 開始肢位・全体像
- 抵抗を加えないこと以外は「段階5」と同様．

■ 代償動作：腸腰筋，大腿直筋
- 腸腰筋または大腿直筋による股関節屈曲の代償動作が起こる可能性があり，その場合には股関節の外転・外旋は起こらない．

2	概念 重力を除いた状態で全可動域にわたり縫工筋による動きが可能．
	指示 踵を脛（すね）に沿って滑らせながら下から上へ移動させてください．

■ 開始肢位
・背臥位．
・テスト側の踵を非テスト側下肢の脛の上に置く．

■ 全体像
・検者はテスト側下肢の横に位置する．

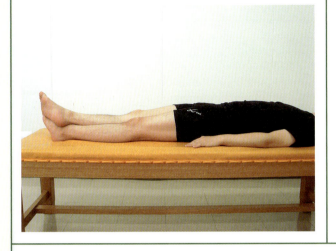
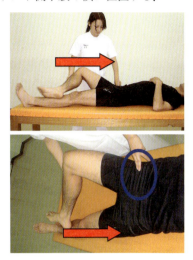

■ ポイント
・検者はアライメントを保持するために患者の下肢を支えてもよい．
・検者が下肢を支える場合には，患者の下肢を強く握ってはならない．

1	概念 筋のわずかな収縮を触知できるが運動は起こらない．
	指示 「段階2」と同様．

■ 開始肢位・全体像
・背臥位．
・検者はテスト側下肢の横に位置する．
・検者は腓腹部の下からテスト側下肢を支える．
・筋腹を握り締めない．

■ 触診部位
・上前腸骨棘の直下で縫工筋の筋収縮を触知する．

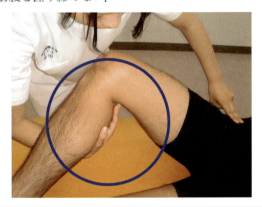
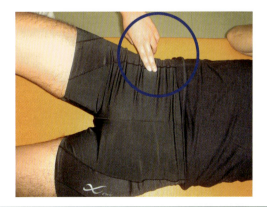

0	概念 筋の収縮を触知することもできない．
	指示 「段階2」と同様．

検査手順は「段階1」と同様

メモ

33. 股関節　伸展

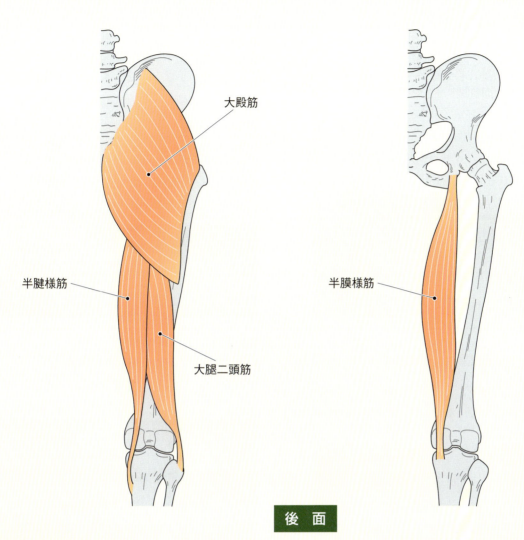

後面

大殿筋　gluteus maximus

起　始	腸骨（後殿筋線），　仙骨・尾骨，　仙結節靱帯
停　止	大腿筋膜（腸脛靱帯），　大腿骨（殿筋粗面）
支配神経	下殿神経（L5－S2）

半腱様筋　semitendinosus

起　始	坐骨（坐骨結節）
停　止	脛骨（上部内側面：鵞足）
支配神経	脛骨神経（L5－S2）

半膜様筋　semimembranosus

起　始	坐骨（坐骨結節）
停　止	脛骨（内側顆）
支配神経	脛骨神経（L5－S2）

大腿二頭筋（長頭）　biceps femoris (long head)

起　始	坐骨（坐骨結節）
停　止	腓骨（腓骨頭）
支配神経	脛骨神経（L5－S2）

その他

筋　名	大内転筋（内側）　adductor magnus (inferior)，　中殿筋（後部）　gluteus medius (posterior)

33-1. 股関節　伸展（股関節全伸展筋群の総和テスト）

5	概念	膝伸展位のままで最大限に股関節伸展を行った後，最大抵抗に耐え，その肢位の保持が可能．
	指示	1：膝を伸ばしたまま，脚全体をできるだけ高く後ろに持ち上げてください． 2：その脚を上から押さえますが，頑張ってその位置を保ってください．

■ 開始肢位
- 腹臥位．
- 両手は頭の上に伸ばしておくか検査台をつかむ（写真では検査台の面積制限から肘を屈曲させている）．

■ 全体像
- 検者はテスト側の骨盤の横に位置する．
- 検者は一方の手を上後腸骨棘に当てて骨盤を固定する．

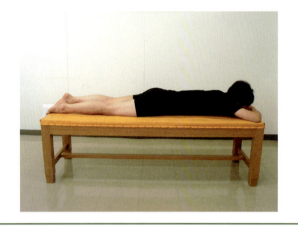
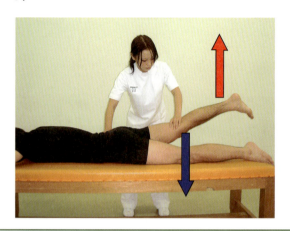

■ 抵抗①
- 膝のすぐ上，大腿遠位部後面を把持し下方に抵抗を加える．
- 抵抗②に比べ，患者が発揮する力が少なく，検者が加える力がより必要となり，適切な抵抗は加えられない．

■ 抵抗②
- 足関節のすぐ上，下腿遠位部後面を把持し下方に抵抗を加える（抵抗①に比べ検者が力を加える程度は少なくてすむ）．

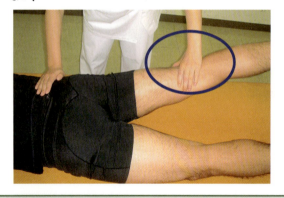
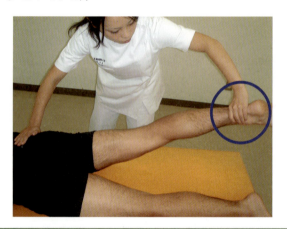

4	概念	膝伸展位のままで最大限に股関節伸展を行った後，強度〜中等度の抵抗に耐え，その肢位の保持が可能．
	指示	「段階5」と同様．

検査手順は「段階5」と同様

3	概念	抵抗がなければ全可動域にわたり伸展ができ，その肢位保持が可能．
	指示	膝を伸ばしたまま，脚全体をできるだけ高く後ろに持ち上げてください．

■ 開始肢位・全体像
- 抵抗を加えないこと以外は「段階5」と同様．

2	概念	重力を除いた状態で全可動域にわたり伸展が可能.
	指示	膝を伸ばしたまま，脚全体をできるだけ後ろに動かしてください.

■ **開始肢位**
- 側臥位.
- テスト側下肢が上で膝関節は伸展.
- 側臥位での安定を図るため非テスト側下肢は屈曲.

■ **全体像**
- 検者は大腿部のそばで患者の後ろに位置する.
- 検者は一方の手で患者の膝関節を下から支え，もう一方の手で体幹を支える.

■ **ポイント**
- 一方の手を腸骨稜にあて，骨盤と股関節のアライメントを保持するのは「段階5」と同様.

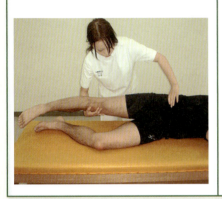 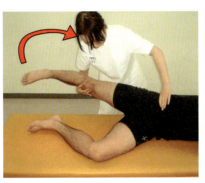 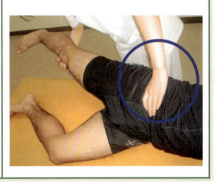

1	概念	ハムストリングスおよび大殿筋の筋収縮を触知するが運動は起こらない．大殿筋の収縮がある場合，殿筋皮線が細くなることもある.
	指示	1：膝を伸ばしたまま，脚を上に持ち上げてください． 2：お尻の筋肉を寄せ合わせるように殿筋に力を入れてみてください.

■ **開始肢位・全体像**
- 腹臥位.
- 検者はテスト側の股関節のそばに位置する.

■ **触診**
- 指を殿筋に深く押し込み，坐骨結節のあたりにハムストリングスを触知する.
- 大殿筋についても強めに押えて触知する.

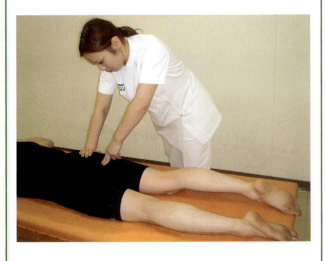 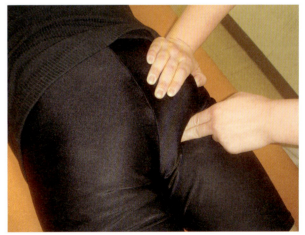

0	概念	筋の収縮を触知することもできない.
	指示	「段階1」と同様.

検査手順は「段階1」と同様

33-2. 股関節　伸展（大殿筋単独）

5	概念	膝屈曲位のままで最大限に股関節伸展を行った後，最大抵抗に耐え，その肢位の保持が可能．
	指示	1：膝を曲げたまま，脚全体をできるだけ高く後ろに持ち上げてください． 2：その脚を上から押さえますが，頑張ってその位置を保ってください．

■ 開始肢位
・腹臥位．
・テスト側の膝関節は90°屈曲位．

■ 全体像
・検者はテスト側下肢の横で，骨盤のそばに位置する．

■ 抵抗部位
・膝窩の真上，大腿遠位部後面を把持し真下方向へ抵抗を加える．

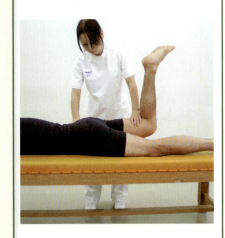
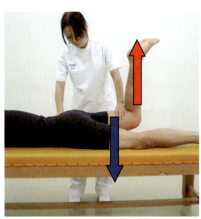
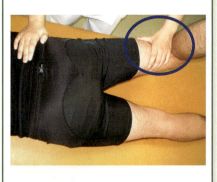

・もう一方の手は上後腸骨棘にあて骨盤を固定し，アライメントを保持する．

4	概念	膝屈曲位のままで最大限に股関節伸展を行った後，強度～中等度の抵抗に耐え，その肢位の保持が可能．
	指示	「段階5」と同様．

検査手順は「段階5」と同様

3	概念	抵抗がなければ全可動域にわたり伸展ができ，その肢位の保持が可能．
	指示	膝を曲げたまま，脚全体をできるだけ高く後ろに持ち上げてください．

■ 開始肢位・全体像
・抵抗を加えないこと以外は「段階5」と同様．
・検者は必要に応じてテスト側の足関節を支えながら，膝関節90°屈曲位の保持を手伝ってもかまわない．

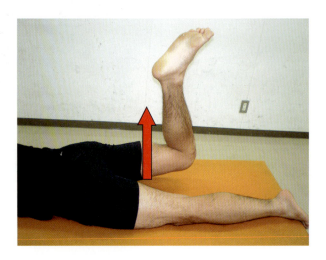

2

概念 重力を除いた状態で全可動域にわたり伸展が可能．

指示 膝を曲げたまま，脚全体をできるだけ後ろに動かしてください．

■ **開始肢位**
- 側臥位．
- テスト側下肢が上で，膝関節は屈曲．
- 側臥位での安定を図るため非テスト側下肢の股関節，膝関節は屈曲．

■ **全体像**
- 検者は大腿部のそばで患者の後ろに位置する．
- 検者は一方の手でテスト側下肢の膝関節を下から支え，もう一方の手は骨盤に添えながら体幹を支えて姿勢のアライメントを保ち，股関節を伸展させる．

■ **ポイント**
- 大腿直筋（股関節と膝関節に作用する二関節筋）の筋緊張により，股関節伸展可動域が制限されるので，大殿筋単独のテストでは，そのことを考慮する必要がある．

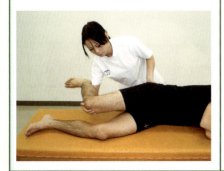
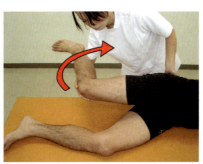

1

概念 股関節「全伸筋群の総和テスト」における「段階1」と同様．

指示 股関節「全伸筋群の総和テスト」における「段階1」と同様．

股関節「全伸筋群の総和テスト」における「段階1」と同様

0

概念 股関節「全伸筋群の総和テスト」における「段階0」と同様．

指示 股関節「全伸筋群の総和テスト」における「段階0」と同様．

股関節「全伸筋群の総和テスト」における「段階1」と同様

〈クリニカル・ヒント〉
テスト中，運動側のハムストリングスが筋痙攣を起こすことがある．
その際には，膝関節を70°に屈曲する，もしくはその筋の筋腹中央部に抵抗を加えると筋痙攣が起こりにくくなる．

メモ

33-3. 股関節　伸展（股関節屈曲拘縮がある場合）

5	概念	最大限に股関節伸展を行った後，最大抵抗に耐え，その肢位の保持が可能．
	指示	1：膝を伸ばしたまま（あるいは曲げたまま），脚全体をできるだけ高く後ろに持ち上げてください． 2：その脚を上から押さえますが，頑張ってその位置を保ってください．

■ 開始肢位
- 両股関節屈曲位での立位．
- 上半身は検査台上で腹臥位．
- 両腕で検査台を抱えて身体を支える．
- 非テスト側下肢の膝関節は，テスト開始時にテスト側下肢が床につくように屈曲させる工夫が必要な場合もある．

■ 全体像
- 検者はテスト側下枝のそばに位置する．

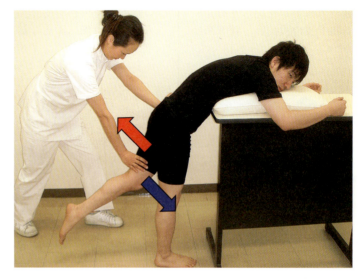

■ 抵抗部位
- 膝のすぐ上で，大腿遠位部後面を把持し下方に抵抗を加える．

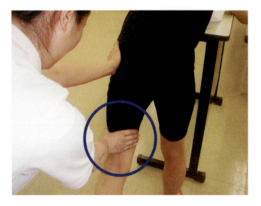

■ ポイント
- 一方の手でテスト側の骨盤を固定し，可能な範囲で股関節伸展を保持する．

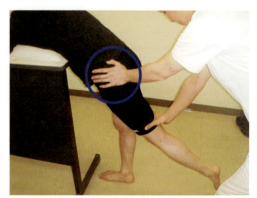

4	概念	最大限に股関節伸展を行った後，強度～中等度の抵抗に耐え，その肢位の保持が可能．
	指示	「段階5」と同様．

検査手順は「段階5」と同様

3	概念	抵抗がなければ全可動域にわたり伸展ができ，その肢位の保持が可能．
	指示	膝を伸ばしたままで，脚全体をできるだけ高く後ろに持ち上げてください．

■ 開始肢位・全体像
- 抵抗を加えないこと以外は「段階5」と同様．

- 股関節に屈曲拘縮があり，股関節伸展筋力の低下がある患者（段階3に到達していない患者）では，立位でのテストは実施しない．

| 2 | 股関節全伸筋群の総和テスト，大殿筋単独テストの「段階2」を参照 |

| 1 | 股関節全伸筋群の総和テスト，大殿筋単独テストの「段階1」を参照 |

| 0 | 股関節全伸筋群の総和テスト，大殿筋単独テストの「段階0」を参照 |

メモ

33-4. 股関節 伸展（背臥位でのテスト）

5
概念 検者がテスト側の股関節を屈曲65°（35インチ）程度持ち上げたとき，股関節中間位まで伸展でき，骨盤と背中が1枚板のように一直線となって持ち上がる．

指示 脚を持ち上げようとしますので，それに抵抗してください．殿筋に力を入れて全身を1枚板のように硬直してください．

■ **開始肢位**
- 両腕を胸か腹の前で組んだ背臥位．
- 踵は検査台からはみ出させる．
- 患者は，検者が持ち上げた下肢を力一杯，検査台の方に押しつける．

■ **全体像**
- 検者はテーブルの端に立つ．
- 検者は両手を下肢の踵の下に添えて支える．
- 次に患者の股関節を屈曲65°（35インチ）の高さまで持ち上げ，股関節中間位まで伸展させ，全身が1枚板のようになるように踏ん張らせる．このとき，反対側の下肢も無意識に持ち上がれば，骨盤が固定されていることを示している．

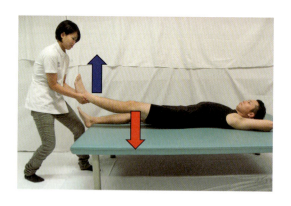
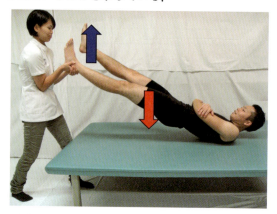

4
概念 検者がテスト側の股関節を屈曲65°（35インチ）程度持ち上げたとき，股関節中間位までの伸展が不十分でも，股関節屈曲角度が30°以内である場合．

指示「段階5」と同様．

検査手順は「段階5」と同様

■ **全体像**
- 反対側の下肢は不随意に持ち上がるが，骨盤が完全に固定されないため，全身が1枚の板のようにはならない．

3
概念 検者が伸展した下肢を最大可動域まで持ち上げたとき，強い抵抗感を確認できるが，患者の骨盤がわずかに挙上するかほとんど挙上が認められない場合．

指示「段階5」と同様．

■ **開始肢位・全体像**
-「段階5」と同様．

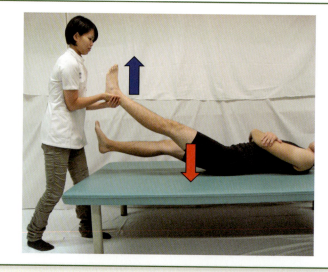

| **2** | 概念　骨盤は離床せず，わずかな抵抗感を感じるのみで股関節は他動的に屈曲する．
指示　「段階5」と同様． |

■ **開始肢位・全体像**
・「段階5」と同様．

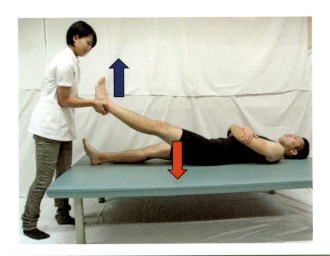

| **1** | 検査法なし |

| **0** | 検査法なし |

■ メモ

メモ

34. 股関節　外転

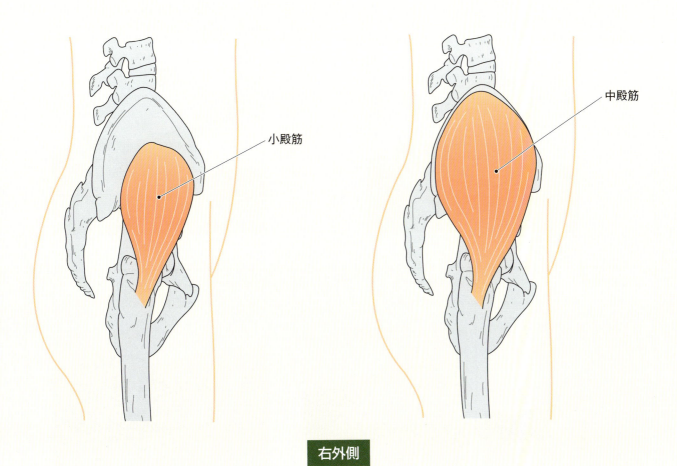

右外側

中殿筋　gluteus medius

起　始	腸骨（前殿筋線と後殿筋線の間）
停　止	大腿骨（大転子外側面）
支配神経	上殿神経（L4−S1）

小殿筋　gluteus minimus

起　始	腸骨（前殿筋線または後殿筋線と下殿筋線の間）
停　止	大腿骨（大転子）
支配神経	上殿神経（L4−S1）

その他

筋　名	大殿筋（上部線維）　gluteus maximus（upper fibers），　大腿筋膜張筋　tensor fasciae latae
	内閉鎖筋（大腿屈曲位）　obturator internus（thigh flexed）
	上双子筋（大腿屈曲位）　gemellus superior（thigh flexed）
	下双子筋（大腿屈曲位）　gemellus inferior（thigh flexed），　縫工筋　sartorius

34. 股関節 外転

5	概念	最大限に股関節外転を行った後，最大抵抗に耐え，その肢位の保持が可能．
	指示	1：脚を上に持ち上げてください． 2：その脚を上から押さえますが，頑張ってその位置を保ってください．

■ 開始肢位
- 側臥位．
- テスト側下肢が上で，股関節は軽度伸展位．
- 骨盤は若干の前方回旋位で固定．
- 側臥位での安定を図るため非テスト側の膝関節は屈曲．

■ 全体像
- 検者は患者の後ろに位置する．
- 患者の股関節が屈曲することなく，股関節内外旋中間位で運動を行わせるように留意する．

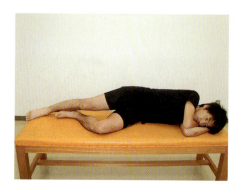
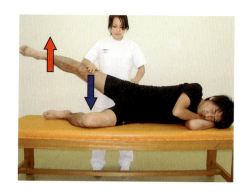

■ 抵抗部位①
- 膝関節の外側．

■ 抵抗部位②
- 足部の外側．

■ 触診部位
- 大転子の近位部で中殿筋の収縮を確認する．

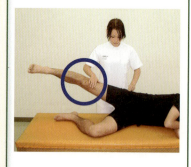
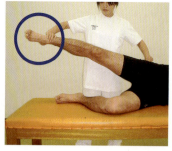
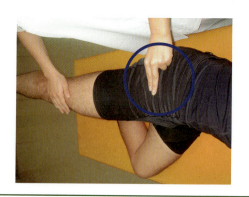

■ ポイント
- 「段階5」と「段階4」との区別として，最初に足関節に抵抗を加え，次に膝の部分に抵抗を加える方法もある．
- 足関節への抵抗の場合には，膝の部分への抵抗と比較すると顕著に負荷が大きくなる．

4	概念	最大限に股関節外転を行った後，強度～中等度の抵抗に耐え，その肢位の保持が可能．
	指示	「段階5」と同様．

検査手順は「段階5」と同様

3	概念	抵抗がなければ全可動域にわたり外転ができ，その肢位の保持が可能．
	指示	脚を上に持ち上げてください．

■ 開始肢位・全体像
- 抵抗を加えないこと以外は「段階5」と同様．

■ 代償動作：腰方形筋
・骨盤の挙上を伴った外転.

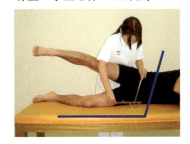

・正しい計測.

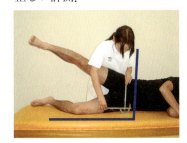

■ 代償動作：股関節屈筋群
・股関節外旋を伴った外転.

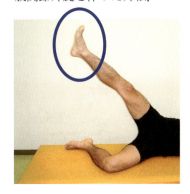

■ 代償動作：大腿筋膜張筋
・股関節屈曲を伴った外転.

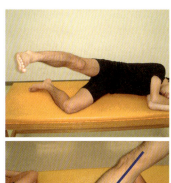

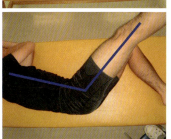

2
概念 重力がなく，摩擦が最小かゼロであれば外転が可能.
指示 膝が常に天井に向くようにして，脚を真横の方向に動かしてください.

■ 開始肢位
・背臥位.

■ 全体像
・検者はテスト側の下肢の横に位置する.
・検者は下腿遠位部を把持し，台との摩擦が起こらないよう留意しながら持ち上げ支える（抵抗を最小限とする）.
・支える手は運動に対して，下肢を支えるのみで抵抗や介助を行ってはならない.

■ 触診部位
・大転子の近位部で中殿筋を触知する.

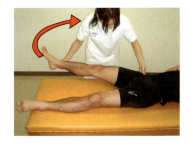

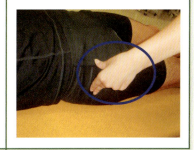

1
概念 股関節を外転させると，中殿筋の筋収縮を触知できるが運動は起こらない.
指示 「段階2」と同様.

検査手順は「段階2」と同様

0
概念 筋の収縮を触知することもできない.
指示 「段階2」と同様.

検査手順は「段階2」と同様

下肢

メモ

35. 股関節　屈曲位からの外転

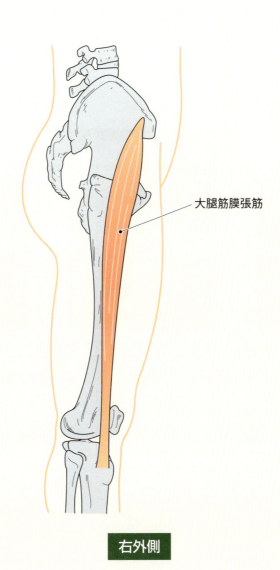

右外側

大腿筋膜張筋 tensor fasciae latae (TFL)

起　始	腸骨（上前腸骨棘，腸骨稜）
停　止	脛骨（外側）（腸脛靱帯を介して）
支配神経	上殿神経（L4−S1）

その他

筋　名	中殿筋　gluteus medius，　小殿筋　gluteus minimus

35. 股関節　屈曲位からの外転

5	概念	最大限に股関節屈曲位から約30°の外転を行った後，最大抵抗に耐え，その肢位の保持が可能．
	指示	1：脚を上に持ち上げてください． 2：その脚を上から押さえますが，頑張ってその位置を保ってください．

■ 開始肢位
- 側臥位．
- テスト側下肢が上で，股関節は45°の屈曲位．
- テスト側下肢は，膝関節を屈曲させた非テスト側下肢の上に交叉するように置く．

■ 全体像
- 検者は患者の骨盤の後ろに位置する．

■ 抵抗部位
- 膝のすぐ上で大腿遠位部外側に下方に向かって抵抗を加える．
- 一方の手は骨盤の安定性を図るために腸骨稜の上にあてがう．

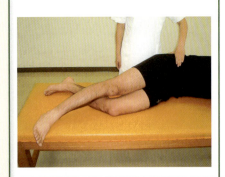
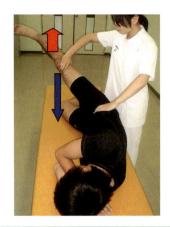
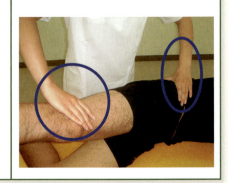

4	概念	最大限に股関節屈曲位からの外転を行った後，強度～中等度の抵抗に耐え，その肢位の保持が可能．
	指示	「段階5」と同様．

検査手順は「段階5」と同様

3	概念	抵抗がなければ全可動域にわたり外転ができ，その肢位の保持が可能．
	指示	脚を上に持ち上げてください．

■ 開始肢位・全体像
- 抵抗を加えないこと以外は「段階5」と同様．

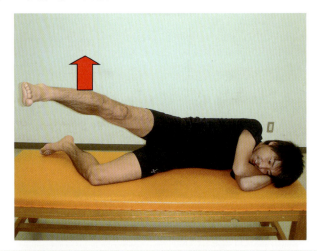

2

概念 長座位にて股関節外転を30°まで行える．
指示 脚を外側に広げてください．

■ **開始肢位**
・長座位．
・両上肢を後方に位置させ検査台を支持し体幹を支える．
・股関節屈曲は45°までは可．

■ **全体像**
・検者はテスト側の下肢の横に位置する．
・検者は下腿遠位部を把持し，台との摩擦が起こらない程度に持ち上げ支える（抵抗を最小限にする）．
・支える手は運動に対して，下肢を支えるのみで抵抗や介助を行ってはならない．

■ **触診部位**
・大腿筋膜張筋が腸脛靱帯に付着しているのは，大腿部の近位かつ前外側部である．ここで大腿筋膜張筋の収縮の有無を判定する．

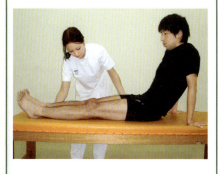
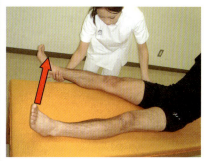
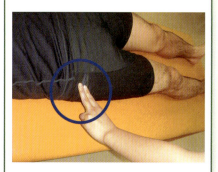

1

概念 股関節外転により大腿筋膜張筋の筋収縮を触知できるが運動は起こらない．
指示 「段階2」と同様．

■ **開始肢位・全体像**
・長座位．
・検者はテスト側下肢の横に位置する．

■ **触診部位①**
・一方の手は大腿遠位部前外側で大腿筋膜張筋の付着部を触知．

■ **触診部位②**
・他方の手は大腿近位部前外側で大腿筋膜張筋の収縮を触知．

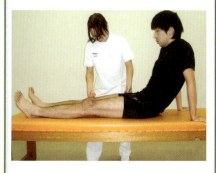
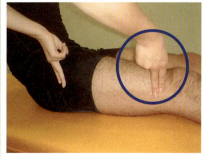
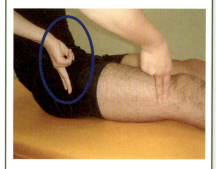

0

概念 筋の収縮を触知することもできない．
指示 「段階2」と同様．

検査手順は「段階1」と同様

メモ

36. 股関節　内転

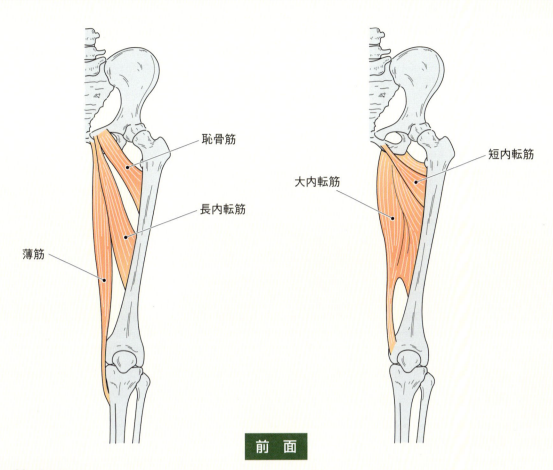

前面

大内転筋 adductor magnus

起　始	坐骨（坐骨結節），　恥骨（恥骨下枝）
停　止	大腿骨（粗線，内転筋結節）
支配神経	閉鎖神経（L2-4），　脛骨神経（L2-4）

短内転筋 adductor brevis

起　始	恥骨（恥骨結合と恥骨結節の間）
停　止	大腿骨（粗線内側唇）
支配神経	閉鎖神経（L2-4）

長内転筋 adductor longus

起　始	恥骨結合および恥骨（恥骨稜）
停　止	大腿骨（粗線内側唇）
支配神経	閉鎖神経（L2-4）

恥骨筋 pectineus

起　始	恥骨（恥骨櫛）
停　止	大腿骨（恥骨筋線）
支配神経	閉鎖神経，　大腿神経（L2-3）

薄筋 gracilis

起　始	恥骨（恥骨結合の外側縁）
停　止	脛骨（上部内側面：鵞足）
支配神経	閉鎖神経（L3-4）

その他

筋　名	外閉鎖筋　obturator externus，　大殿筋（下部）　gluteus maximus（lower）

36. 股関節　内転

5
- **概念** 最大限に股関節内転を行った後，最大抵抗に耐え，その肢位の保持が可能．
- **指示**
  1：下側の脚を上に持ち上げてください．
  2：その脚を上から押さえますが，頑張ってその位置を保ってください．

■ **開始肢位**
- 側臥位．
- テスト側下肢が下で，非テスト側下肢は股関節は25°の外転位．

■ **全体像**
- 検者は患者の膝の後方に位置する．
- 検者は非テスト側下肢を25°の外転位に保持し続ける．
- 検者は前腕で患者の非テスト側の下腿を抱え，手掌で膝内側面を支える．

■ **抵抗部位**
- 膝のすぐ上，大腿遠位部内側面で下方への抵抗を加える．

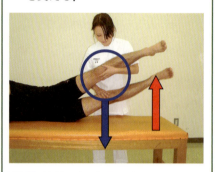
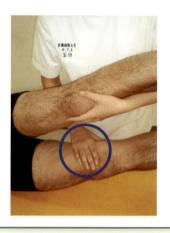

4
- **概念** 最大限に股関節内転を行った後，強度〜中等度の抵抗に耐え，その肢位の保持が可能．
- **指示** 「段階5」と同様．

検査手順は「段階5」と同様

3
- **概念** 抵抗がなければ全可動域にわたり内転ができ，その肢位の保持が可能．
- **指示** 下側の脚を上に持ち上げてください．

■ **開始肢位・全体像**
- 抵抗を加えないこと以外は「段階5」と同様．

■ **代償動作：股関節屈筋**
- 体幹・骨盤後方回旋で，股関節屈筋による股関節内転の動きが発生．

■ **代償動作：膝関節屈筋**
- 体幹・骨盤の前方回旋で，膝関節屈筋による股関節内転の動きが発生．

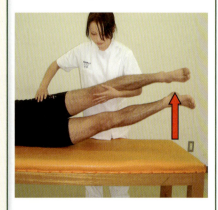
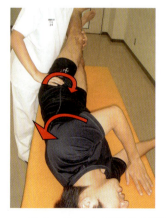
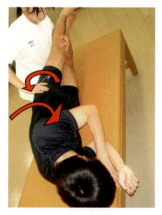

- この場合，完全な側臥位が崩れて，背臥位への傾向が増強する可能性が高い．
- この場合，完全な側臥位が崩れて，腹臥位への傾向が増強する可能性が高い．

2

概念 抵抗がなく，摩擦が最小かゼロであれば内転が可能．

指示 1：脚を内側の方向に動かしてください．
2：このとき，膝が常に天井に向くようにして動かしてください．

■ **開始肢位**
- 背臥位．
- 非テスト側の股関節はある程度（約25°）の外転位．

■ **全体像**
- 検者はテスト側下肢の膝のレベルに位置する．
- 検者は下腿遠位部を把持し，台との摩擦が起こらない程度に持ち上げ支える（抵抗を最小限とする）．
- 支える手は運動に対して，下肢を支えるのみで抵抗や介助を加えてはならない．

■ **触診部位**
- 大腿近位部内側で内転筋を触知．

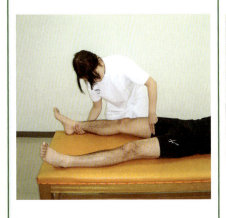
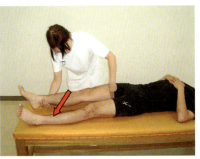
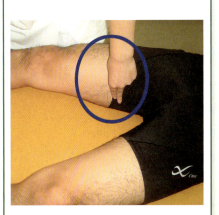

1

概念 内転筋の収縮を触知することができるが，運動は起こらない．

指示 「段階2」と同様．

検査手順は「段階2」と同様

0

概念 筋の収縮を触知することもできない．

指示 「段階2」と同様．

検査手順は「段階2」と同様

■ メ　モ

メモ

37. 股関節　外旋

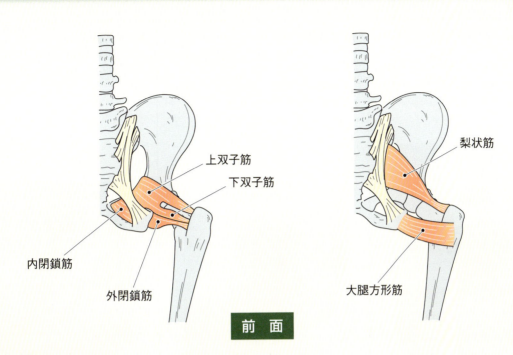

前面

外閉鎖筋　obturator externus

起　始	恥骨（閉鎖孔縁下部），閉鎖膜（外面）
停　止	大腿骨（転子窩）
支配神経	閉鎖神経（L3－4）

内閉鎖筋　obturator internus

起　始	恥骨（閉鎖孔縁），閉鎖膜（内面）
停　止	大腿骨（大転子または転子窩）
支配神経	仙骨神経叢（L5－S1）

大腿方形筋　quadratus femoris

起　始	坐骨（坐骨結節）
停　止	大腿骨（転子間稜）
支配神経	仙骨神経叢（L5－S1）

梨状筋　piriformis

起　始	仙骨（前面），腸骨（大坐骨切痕）
停　止	大腿骨（大転子）
支配神経	坐骨神経叢（S1－2）

上双子筋　gemellus superior

起　始	坐骨（坐骨棘，小坐骨切痕）
停　止	大腿骨（大転子）
支配神経	仙骨神経叢（L5－S1）

下双子筋　gemellus inferior

起　始	坐骨（坐骨結節）
停　止	大腿骨（大転子）
支配神経	仙骨神経叢（L5－S1）

大殿筋　gluteus maximus

起　始	腸骨（後殿筋線），仙骨・尾骨，仙結節靭帯
停　止	大腿筋膜（腸脛靭帯），大腿骨（殿筋粗面）
支配神経	下殿神経（L5－S2）

37. 股関節　外旋

| **5** | 概念　最大限に股関節外旋を行った後，最大抵抗に耐え，その肢位の保持が可能．
指示　1：太ももを検査台につけたまま足首を内側の方向へ移動させてください．
　　　2：脚を外側に引っ張りますが，頑張ってその位置を保ってください． |

■ 開始肢位
・端座位．
・患者は，両上肢で検査台を支持し体幹を支えてもよい．

■ 全体像
・検者は患者の前に位置し，テスト側下肢の横に座る．
・一方の手は膝の真上で，大腿遠位部の外側を固定する．
・他方の手は足の果部の真上，下腿遠位部内側を把持する．

■ 抵抗部位
・下腿遠位部内側で，下方および外側へ抵抗を加える．

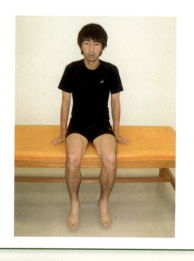 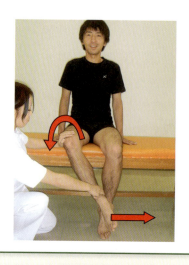 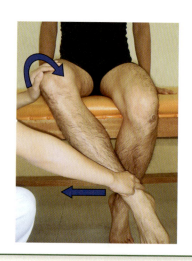

| **4** | 概念　最大限に股関節外旋を行った後，強度〜中等度の抵抗に耐え，その肢位の保持が可能．
指示　「段階5」と同様． |

検査手順は「段階5」と同様

| **3** | 概念　抵抗がなければ全可動域にわたり外旋ができ，その肢位の保持が可能．
指示　太ももを台につけたまま足首を内側の方向へ移動させてください． |

■ 全体像
・抵抗を加えないこと以外は「段階5」と同様．

■ 代償動作／注意点
　以下の動作は見かけ上の誤りを招くので，患者を注意深く観察する必要がある．
・非テスト側の殿部を座面から浮かせる動作．
・体幹が著しく側方へ傾斜する動作．
・テスト側の膝関節における屈曲の動作．
・テスト側の股関節における外転の動作．

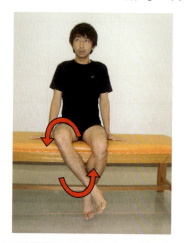

2	概念	股関節中間位から外旋位までは，重力が運動の助けにならないように最小限の抵抗を加え全可動域にわたって外旋が可能．
	指示	爪先を外側に向けるように動かしてください．

■ 開始肢位
・背臥位．
・テスト側下肢は股関節中間位からやや内旋位となるようにさせる．

■ 全体像
・検者はテスト側下肢の横に位置する．

■ ポイント
・検者は一方の手を股関節の外側に当て，骨盤を床と平行な位置に保持し続ける．

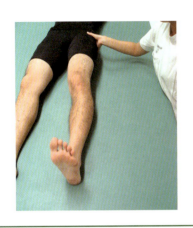
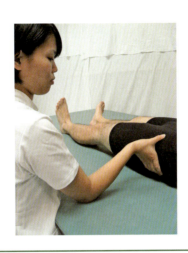
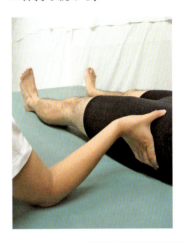

■ 2の別法

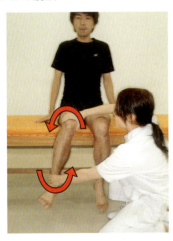

・端座位．
・テスト側股関節を最大内旋位に保持したところから，患者に軽い抵抗に打ち勝って内・外旋中間位まで外旋させ，下肢を戻せるか否かを確認する．
・このテストがクリアできれば「段階2」と判断できる．

1	概念	1：股関節内旋位から外旋をさせると，大殿筋以外の外旋筋群の収縮が認められない． 2：仮に，少しでも収縮活動が認められるときは「段階1」とする．
	指示	「段階2」と同様．

■ 開始肢位・全体像
・「段階2」と同様だが，大殿筋の触知を意識しながら実施する必要がある．

■ 触診
・正書（原著第9版）では，股関節の外旋筋群においては「大殿筋を除いて触知できない」と表現されているため，大殿筋のみの触知に意識を注ぐこと．

0	概念	筋の収縮を触知することもできない．
	指示	「段階2」と同様．

検査手順は「段階1」と同様

メモ

38. 股関節　内旋

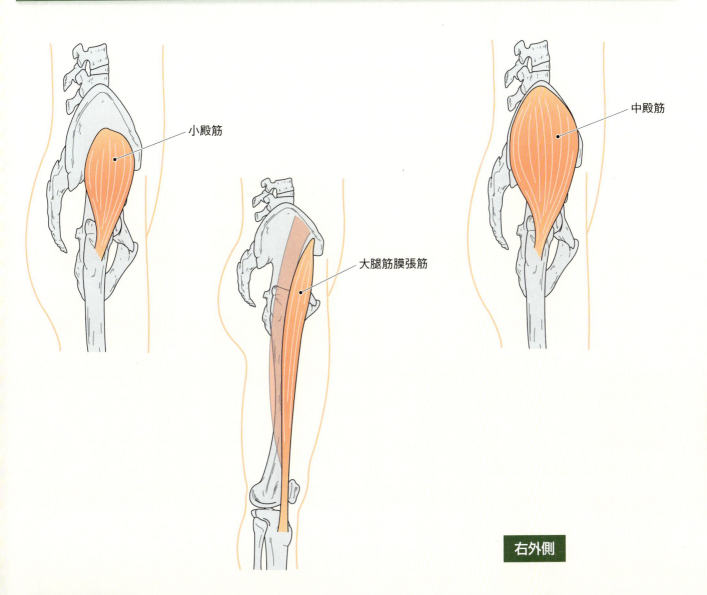

右外側

小殿筋（前部線維）　gluteus minimus (anterior fibers)

起　始	腸骨（前または後殿筋線と下殿筋線の間）
停　止	大腿骨（大転子）
支配神経	上殿神経（L4-S1）

大腿筋膜張筋　tensor fasciae latae (TFL)

起　始	腸骨（上前腸骨棘・腸骨稜）
停　止	脛骨（外側）（腸脛靭帯を介して）
支配神経	上殿神経（L4-S1）

中殿筋（前部線維）　gluteus medius (anterior fibers)

起　始	腸骨（前殿筋線と後殿筋線の間）
停　止	大腿骨（大転子外側面）
支配神経	上殿神経（L4-S1）

その他

筋　名	半腱様筋　semitendinosus，半膜様筋　semimembranosus 大内転筋（肢位による）　adductor magnus (position-dependent) 長内転筋（肢位による）　adductor longus (position-dependent)

38. 股関節　内旋

5	概念	最大限に股関節内旋を行った後，最大抵抗に耐え，その肢位の保持が可能．
	指示	1：太ももを台につけたまま足首を外がわの方向へ移動させてください． 2：脚を内側に引っ張りますが，頑張ってその位置を保ってください．

■ 開始肢位・全体像
・端座位．
・患者は体幹を支えるために，両上肢で検査台を支持する．
・検者は患者の前に位置し，ひざまずく（座る）．
・一方の手は膝の真上で大腿遠位部内側を固定する．
・他方の手は足の果部の真上，下腿遠位部外側を把持する．

■ 抵抗部位・方向
・下腿遠位部外側を把持し，下方および内側に抵抗を加える．

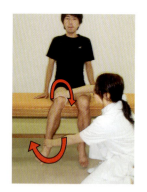
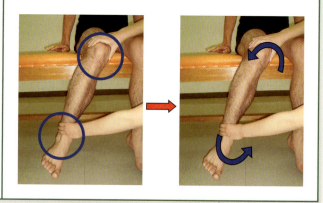

4	概念	最大限に股関節内旋を行った後，強度〜中等度の抵抗に耐え，その肢位の保持が可能．
	指示	「段階5」と同様．

検査手順は「段階5」と同様

3	概念	抵抗がなければ全可動域にわたり内旋ができ，その肢位の保持が可能．
	指示	太ももを台につけたまま足首を外がわの方向へ移動させてください．

■ 開始肢位・全体像
・抵抗を加えないこと以外は「段階5」と同様．

■ 代償動作／注意点
以下は見かけ上の誤りを招くので，患者を注意深く観察する必要がある．

■ 代償動作：大腿筋膜張筋
・大腿筋膜張筋が過剰に働き膝関節を伸展する．

■ 代償動作：外側ハムストリングス
・外側ハムストリングスにより股関節を内転および伸展させようとする．

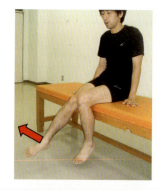
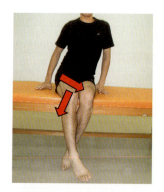

2	概念	股関節中間位から内旋位までは，重力（下肢の自重）が運動の助けにならないように最小限の抵抗を加え，全可動域にわたって内旋が可能．
	指示	爪先を内側に向けるように動かしてください．

■ 開始肢位
・背臥位（テスト側下肢は外旋位傾向にしておく）．

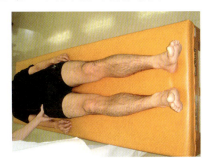

■ 全体像
・検者はテスト側下肢の横に位置する．

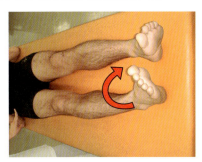

■ 触診①：中殿筋
・大転子より上，股関節の後外側面の表面で触知．

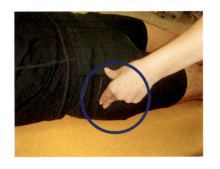

■ 触診②：大腿筋膜張筋
・上前腸骨棘の下，股関節の前外側面で触知する．

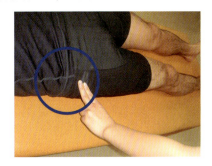

■ 2の別法
・端座位．
・テスト側股関節を最大外旋位に保持したところから，患者に軽微な抵抗に打ち勝って内・外旋中間位まで内旋させ，下肢を戻せるか否かを確認する．
・このテストがクリアできたなら「段階2」と判断できる．

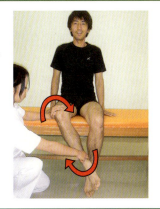

1	概念	大腿筋膜張筋か小殿筋・中殿筋のいずれか，もしくは両方の筋に収縮を触知できる．
	指示	「段階2」と同様．

検査手順は「段階2」と同様

0	概念	筋の収縮を触知することもできない．
	指示	「段階2」と同様．

検査手順は「段階2」と同様

メモ

39. 膝関節 屈曲（膝屈筋群の総合力）

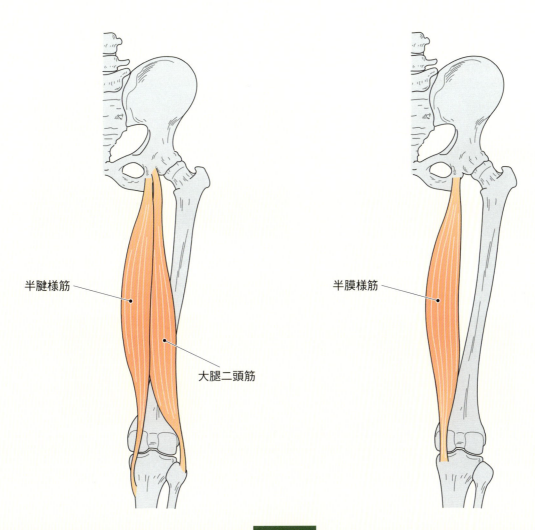

後面

大腿二頭筋 biceps femoris （長頭・短頭 long head・short head）

起　始	長頭→坐骨（坐骨結節），　短頭→大腿骨（粗線外側唇）
停　止	腓骨（腓骨頭），脛骨（外側顆）
支配神経	長頭→脛骨神経（L5-S2），　短頭→腓骨神経（L5-S2）

半腱様筋 semitendinosus

起　始	坐骨（坐骨結節）
停　止	脛骨（上部の内面）（鵞足）
支配神経	脛骨神経（L5-S2）

半膜様筋 semimembranosus

起　始	坐骨（坐骨結節）
停　止	脛骨（内側顆），　大腿骨（内側顆）
支配神経	脛骨神経（L5-S2）

その他

筋　名	薄筋 gracilis，　大腿筋膜張筋（膝関節は30°以上屈曲位をとること）tensor fasciae latae 縫工筋 sartorius，　膝窩筋 popliteus，　腓腹筋 gastrocnemius，　足底筋 plantaris

39. 膝関節　屈曲（膝屈筋群の総合力）

5
概念 膝関節を約45°屈曲した後，最大抵抗に耐え，その肢位の保持が可能．
指示 1：膝を曲げてください．
2：その膝をまっすぐ伸ばそうとしますが，頑張ってその位置を保ってください．

■ 開始肢位
・腹臥位．
・下肢は伸展位．
・足先は検査台からはみ出させる．
・膝関節は約45°屈曲

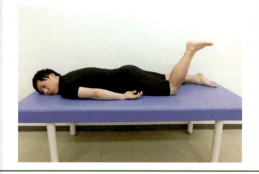

■ 全体像・抵抗部位
・検者はテスト側下肢のそばに位置する．
・下腿は内・外旋中間位に保ち膝関節を屈曲させる．
・足首のすぐ上，下腿遠位部後面に下方抵抗をかける．
・他方の手は大腿後面で，膝屈筋腱上を把持する．

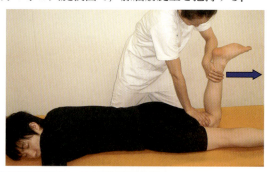

■ ポイント①：外側ハムストリングスのテスト
・下腿外旋位（爪先が外側）で膝関節を屈曲させる．
・膝の屈曲角度を90°以下で実施する．

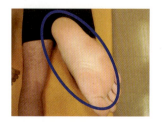

■ ポイント②：内側ハムストリングスのテスト
・下腿内旋位（爪先が内側）で膝関節を屈曲させる．
・膝の屈曲角度を90°以下で実施する．

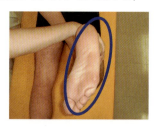

4
概念 膝関節を約90°屈曲した後，強度～中等度の抵抗に耐え，その肢位の保持が可能．
指示 「段階5」と同様．

検査手順は「段階5」と同様

3
概念 抵抗がなければ全可動域にわたり屈曲ができ，膝屈曲位約90°での保持が可能．
指示 膝を曲げ，そのまま頑張って保持してください．

■ 開始肢位・全体像
・抵抗を加えないこと以外は5に同じ．

■ 代償動作：股関節屈筋
・テスト側殿部が上昇．

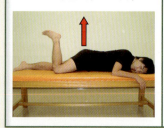

■ 代償動作：縫工筋
・股関節屈曲・外旋を伴う．

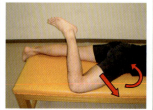

■ 代償動作：薄筋
・股関節内転を伴う．

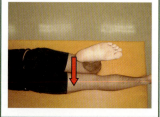

■ 代償動作：腓腹筋
・強い足関節背屈を伴う．

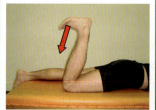

2	概念 重力を除いた状態で全可動域にわたり屈曲が可能.
	指示 膝を曲げてください.

■ 開始肢位
・側臥位.
・テスト側下肢を上にして，検者はその下肢を下から抱えながら支え持つ.
・側臥位の安定性を図るため非テスト側下肢は屈曲.

■ 全体像
・検者は患者の膝の後ろに位置する.
・検者は一方の手で患者の膝関節を伸展させた位置にしておき，下から持ち上げ支える.
・検者の他方の手は下腿を支えるため，くるぶしの直上の足首を把持し，膝関節を自動的に屈曲させる.

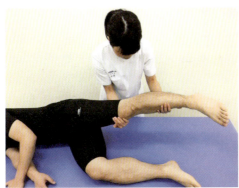 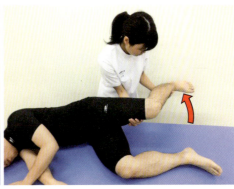

1	概念 ハムストリングスの腱が浮き上がってくるのを確認できるが運動は起こらない.
	指示 膝を曲げるように頑張ってください.

■ 開始肢位・全体像
・腹臥位.
・足先は検査台からはみ出させる.
・検者は患者の膝の横に位置する.
・検者は下腿遠位前部を把持し，膝関節を軽度屈曲位に支える.

■ 触診
・大腿遠位部後面において，内側・外側のハムストリングスを触診し，筋収縮の有無を触知する.

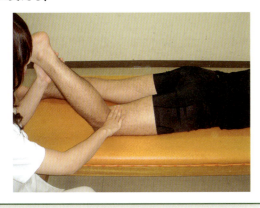 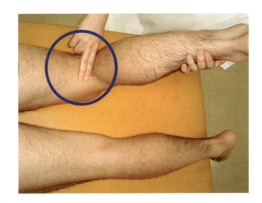

0	概念 腱の浮き上がりも筋の収縮も起こらない.
	指示 「段階1」と同様.

検査手順は「段階1」と同様

メモ

40. 膝関節　伸展

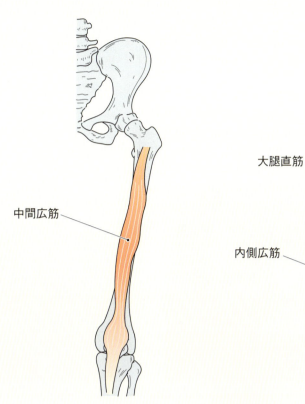

前　面

大腿直筋 rectus femoris

起　始	腸骨（下前腸骨棘・寛骨臼の上縁）
停　止	脛骨（脛骨粗面）
支配神経	大腿神経（L2-4）

中間広筋 vastus intermedius

起　始	大腿骨（上部3/4）
停　止	脛骨（脛骨粗面）
支配神経	大腿神経（L2-4）

外側広筋 vastus lateralis

起　始	大腿骨（大転子・粗線外側唇）
停　止	脛骨（脛骨粗面）
支配神経	大腿神経（L2-4）

長内側広筋 vastus medialis longus

起　始	大腿骨（粗線内側唇）
停　止	脛骨（脛骨粗面）
支配神経	大腿神経（L2-4）

斜内側広筋 vastus medialis oblique

起　始	大腿骨（粗線内側唇）
停　止	脛骨（脛骨粗面）
支配神経	大腿神経（L2-4）

その他

筋　名	大腿筋膜張筋　tensor fasciae latae

40. 膝関節　伸展

5
概念　最大限に膝関節伸展を行った後，最大抵抗に耐え，その肢位の保持が可能．
指示　1：膝をまっすぐ伸ばしてください．
　　　　2：その脚（足首）を上から押さえますが，頑張ってその位置を保ってください．

■ **開始肢位**
・端座位．
・大腿遠位部にパッドをあてるなどして大腿を水平位に保ち，大腿後部座面の圧迫による痛みを防ぐ．
・体幹の安定を図るため両上肢を台上に置き，体幹は軽度後傾位にしてハムストリングスの緊張を緩める．

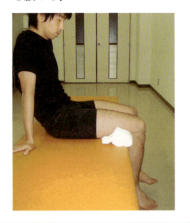

■ **全体像**
・検者はテスト側下肢の横に位置する．

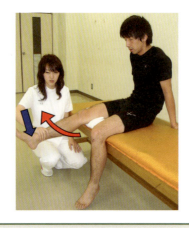

■ **抵抗部位**
・足首の直上，下腿遠位部前面を把持し，下方へ抵抗を加える．
・膝関節過伸展によって膝関節がロックされることがあるので留意する．

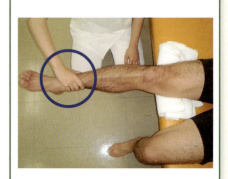

4
概念　最大限に膝関節伸展を行った後，強度～中等度の抵抗に耐え，その肢位の保持が可能．
指示　「段階5」と同様．

検査手順は「段階5」と同様

3
概念　抵抗がなければ全可動域にわたり伸展ができ，その肢位の保持が可能．
指示　膝をまっすぐ伸ばして，そのまま保ってください．

■ **開始肢位・全体像**
・抵抗を加えないこと以外は「段階5」と同様．

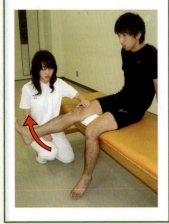

■ **代償動作：股関節内旋筋（段階2）**
・大腿骨が内旋すれば，下腿が重力に引っ張られて膝が伸展位になることがある．

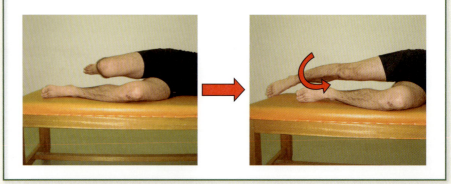

2

概念 重力を除いた状態で全可動域にわたり伸展が可能.
指示 膝をまっすぐ伸ばしてください.

■ 開始肢位
- 側臥位.
- テスト側下肢が上,股関節は伸展,膝関節は約90°屈曲位.
- 体幹の安定を図るために非テスト側膝関節は屈曲.

■ 全体像
- 検者は患者の膝の後ろに位置する.
- 検者の一方の手は,下から膝内側を巻くようにテスト側大腿を支える.
- 他方の手は,くるぶしの直上,下腿遠位部を支える.
- その際,検者は運動に対して抵抗も介助も加えてはならない.

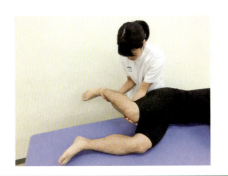
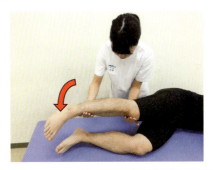

1

概念 筋の収縮活動が腱の動きによって触知可能だが,運動は起こらない.
指示 膝の後側が検査台にくっつくように,頑張って膝を伸ばしてください.

■ 開始肢位・全体像
- 背臥位.
- 検者は患者の膝関節の横に位置する.

■ 触診
- 膝関節を伸展させた状態で,指で軽くつまむように,大腿遠位前部の大腿四頭筋腱を触診し,筋収縮の有無を確認する.
- 同様に,下腿近位部の膝蓋腱を触診し,筋収縮の有無を確認する.

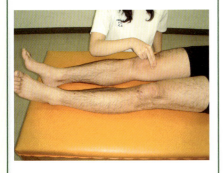
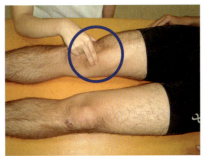
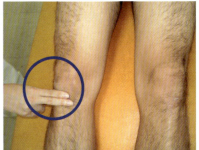

■ 別法
- 検者の手を膝関節の下に置いて軽度屈曲位で支えながら膝を伸展するよう口頭指示する.この際に発生する大腿四頭筋または膝蓋腱の収縮を触診する(大腿四頭筋セッティング).

0

概念 筋の収縮を触知することもできない.
指示 「段階2」と同様.

検査手順は「段階1」と同様

メモ

41. 足関節　底屈

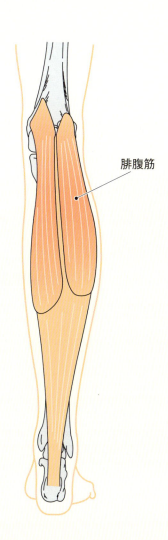
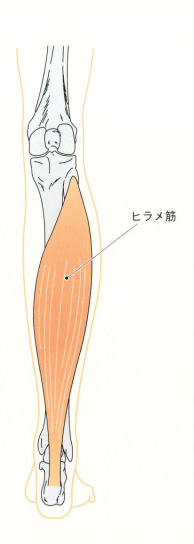

後　面

腓腹筋 gastrocnemius（内側頭・外側頭　inferior head・lateral head）

起　始	内側頭→大腿骨内側顆
	外側頭→大腿骨外側顆
停　止	踵骨（踵骨隆起）
支配神経	脛骨神経（S1-2）

ヒラメ筋 soleus

起　始	脛骨（ヒラメ筋線）
	腓骨（頭・骨幹上部）
停　止	踵骨（踵骨隆起）
支配神経	脛骨神経（S1-2）

その他

筋　名	後脛骨筋　tibialis posterior，　足底筋　plantaris，　長腓骨筋　peroneus longus
	短腓骨筋　peroneus brevis，　長趾屈筋　flexor digitorum longus
	長母趾屈筋　flexor hallucis longus

41. 足関節　底屈

5

概念　膝関節を伸展したままで正確な爪先立ちを 25 回以上，連続して繰り返すことが可能．
指示　1：片脚立ちをしてください．
　　　　2：膝を曲げないようにして，爪先立ちを 25 回繰り返し行ってください．

■ 開始肢位
- テスト側下肢での立位．
- 膝関節は伸展位．

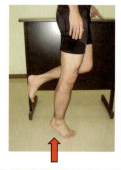

■ 全体像
- 検者はテスト側下肢の側面が見えるように位置する．
- 患者は膝関節伸展位のまま爪先で全可動域まで伸び上がり，足関節を底屈する．
- 2秒に1回のペースで連続的に繰り返し，最初の底屈の可動域の 50％に達しなくなればテストを中止する．

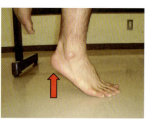

■ ポイント
- 患者が身体を前に傾けるようであれば，代償動作の可能性が高いので，注意深い観察が必要である．
- 立位のバランスをとるためであれば，1～2本の指を検査台の上に置いてもよい．

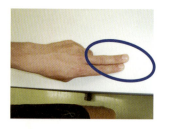

4

概念　正確な爪先立ちを 2～24 回，連続して繰り返すことが可能．
指示　「段階 5」と同様．

検査手順は「段階 5」と同様

3

概念　正確な爪先立ちを 1 回行うことが可能．
指示　「段階 5」と同様．

検査手順は「段階 5」と同様

2+ 相当

概念　わずかに床から踵を離して持ち上げうるが，爪先立ちは不可能．
指示　膝を伸ばした片脚立ちを行ってみせてください．

検査手順は「段階 5」と同様

2	概念	2：抵抗に対抗して可動域における底屈が可能． 2−：可動域の一部分だけ底屈が可能．
	指示	足先をバレリーナのようにピンとまっすぐに尖らせて，しっかり伸ばすようにしてください．

■ 開始肢位
・腹臥位．
・足先は検査台からはみ出させる．

■ 全体像
・検者はテスト側の脚のそばに位置する．
・一方の手は足底面中足骨頭，他方の手は下腿遠位部で足首の直上を下から掬うように把持する．
・患者は全可動域まで足関節を底屈する．

■ 抵抗部位
・足底面の中足骨頭を把持し，足関節背屈方向に抵抗を加える．

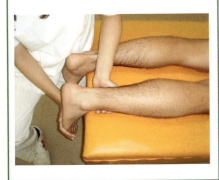 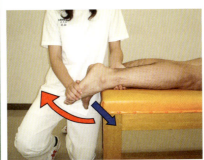 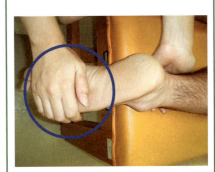

1	概念	腱に収縮活動が存在しているが，運動は起こらない．
	指示	「段階2」と同様．

■ 開始肢位・全体像
・腹臥位．
・足先は検査台からはみ出させる．
・検者は，テスト側の脚のそばに位置する．

■ 触診
・踵骨の直上を指で軽くつまむようにして，アキレス腱の収縮の有無を確認する．

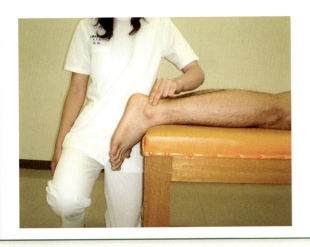 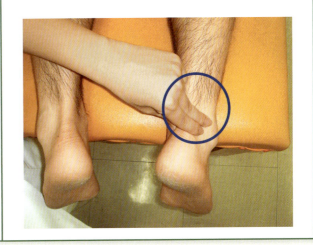

0	概念	筋の収縮を触知することもできない．
	指示	「段階2」と同様．

検査手順は「段階1」と同様

メモ

42. 足関節　背屈ならびに内がえし

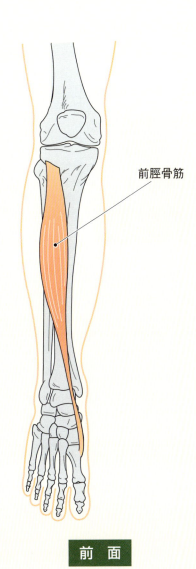

前面

前脛骨筋 tibialis anterior

起　始	脛骨（外側面），骨間膜
停　止	内側楔状骨，第1中足骨（基底部）
支配神経	深腓骨神経（L4−S1）

その他

筋　名	第三腓骨筋 peroneus tertius，長趾伸筋 extensor digitorum longus
	長母指伸筋 extensor hallucis longus

42. 足関節　背屈ならびに内がえし

5	概念	最大限に背屈と内がえしを行った後，最大抵抗に耐え，その肢位の保持が可能．
	指示	1：爪先を上に上げて小指を内側に向けてください． 2：その脚を下へ下げながら外に引っ張りますが，頑張ってその位置を保ってください．

■ 開始肢位
- 端座位で脚は自然に垂らすか，または背臥位．

■ 全体像
- 検者は患者の前に座る．
- 患者の踵を検者の大腿の上に載せる．

■ 抵抗部位抵抗・方向
- 足背内側部から足関節底屈，足部外がえし方向へ抵抗を加える．
- 一方の手はくるぶしの直上，下腿遠位後部に添えて足関節を固定する．

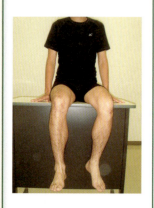
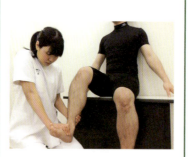
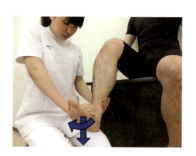

■ ポイント
- 代償動作を防ぐために，被検者にあらかじめ足趾の力を抜いておくように指導する．

4	概念	最大限に背屈と内がえしを行った後，強度〜中等度の抵抗に耐え，その肢位の保持が可能．
	指示	「段階5」と同様．

検査手順は「段階5」と同様

3	概念	抵抗がなければ全可動域にわたり背屈ならびに内がえしができ，その肢位の保持が可能．
	指示	爪先を上に上げて小指を内側に向けてください．

■ 開始肢位・全体像
- 抵抗を加えないこと以外は「段階5」と同様．

■ 代償動作：長趾伸筋・長母趾伸筋
- 足趾の伸展を伴った足関節の背屈ならびに内がえしが発生．

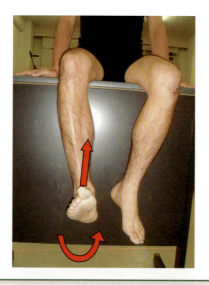
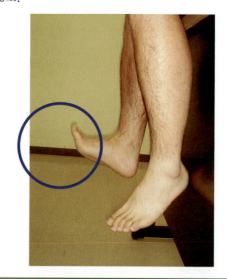

2	概念	全可動域の一部分だけ背屈ならびに内がえしが可能.
	指示	「段階3」と同様.

検査手順は「段階3」と同様

1	概念	筋の収縮活動か腱が浮き上がる状態が認められるが関節運動は起こらない.
	指示	「段階3」と同様.

■ 開始肢位・全体像
・抵抗を加えないこと以外は「段階5」と同様.

■ 触診
・下腿近位内側前部,くるぶしの高さあたりで前脛骨筋を触診し,筋収縮の有無を確認.

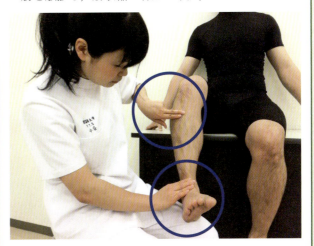

0	概念	筋の収縮を触知することもできない.
	指示	「段階3」と同様.

検査手順は「段階3」と同様

> メモ

メモ

43. 足の内がえし

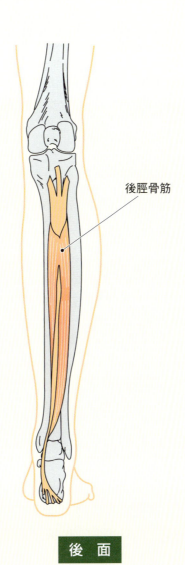

後脛骨筋

後 面

後脛骨筋 tibialis posterior

起　始	脛骨（後外側面），骨間膜後部，腓骨
停　止	楔状骨，第2-4中足骨（基底部），舟状骨，立方骨
支配神経	脛骨神経（L4-5ときどきS1）

その他

筋　名	前脛骨筋 tibialis anterior, 長趾屈筋 flexor digitorum longus
	長母趾屈筋 flexor hallucis longus, ヒラメ筋 soleus
	長母趾伸筋 extensor hallucis longus

43. 足の内がえし

5	概念	最大限に内がえしを行った後，最大抵抗に耐え，その肢位の保持が可能．
	指示	1：爪先を下げて小指を内側に向けてください．
		2：爪先を外側に引っ張りますが，頑張ってその位置を保ってください．

■ 開始肢位
- 端座位．
- 足関節は軽度底屈．

■ 全体像
- 検者は患者の前か，テスト側下肢の横に位置する．
- 一方の手は足背中足骨頭にあて，足部背面の内側を把持する．
- もう一方の手は下腿遠位部でくるぶしの直上を把持し，足関節を固定する．

■ 抵抗部位
- 足背中足骨頭を把持し，矢印の方向（外がえしの動き）へ抵抗を加える．
- 内がえしを助けてしまうので，決して底屈方向に力を加えてはならない．

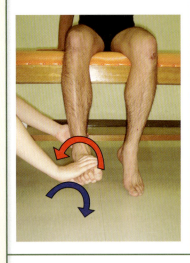
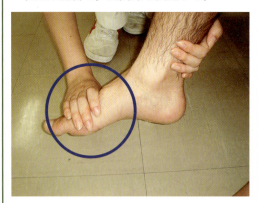
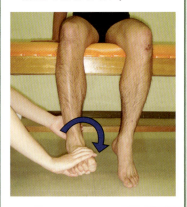

■ ポイント
- 足趾屈曲の代償動作を防ぐために，被検者にあらかじめ足趾の力を抜いておくように指導する．

4	概念	最大限に内がえしを行った後，強度～中等度の抵抗に耐え，その肢位の保持が可能．
	指示	「段階5」と同様．

検査手順は「段階5」と同様

3	概念	抵抗がなければ全可動域にわたって内がえしが可能．
	指示	爪先を下げて小指を内側に向けてください．

■ 開始肢位・全体像
- 抵抗を加えないこと以外は「段階5」と同様．

■ 代償動作：長指屈筋，長母趾屈筋

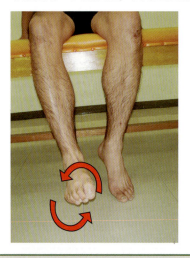

- 足趾屈曲を伴った内がえしが発生．

2	概念	全可動域の一部分だけ内がえしが可能.
	指示	「段階3」と同様.

検査手順は「段階3」と同様

1	概念	筋の収縮活動か腱が浮き上がる状態が認められるが関節運動は起こらない.
	指示	「段階3」と同様.

■ 開始肢位・全体像
・端座位あるいは背臥位.
・検者は患者の前に位置する.
・患者の踵を検者の大腿の上に載せる.

■ 触診部位
・内果と舟状骨の間，または下腿遠位部のくるぶしの上で後脛骨筋腱を触診し，筋収縮の有無を触知する.

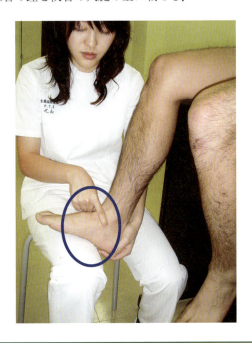
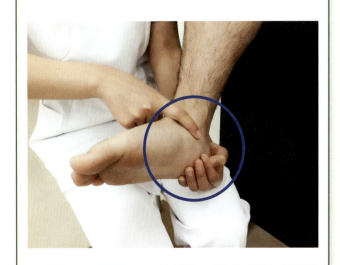

0	概念	筋の収縮を触知することもできない.
	指示	「段階3」と同様.

検査手順は「段階1」と同様

メモ

メモ

44. 足の底屈を伴う外がえし

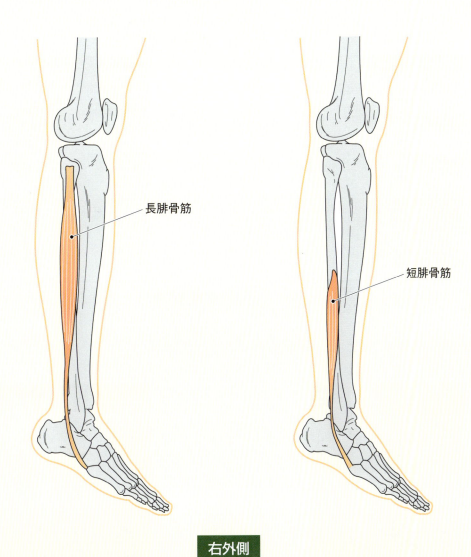

右外側

長腓骨筋　peroneus longus

起　始	腓骨（上部外側面・腓骨頭），脛骨（外側顆）
停　止	内側楔状骨，第1中足骨（基底部）
支配神経	浅腓骨神経（L5－S1）

短腓骨筋　peroneus brevis

起　始	腓骨（下部外側面）
停　止	第5中足骨（基底部）
支配神経	浅腓骨神経（L5－S1）

背屈を伴う外がえし（別法：第三腓骨筋がある場合）

筋　名	長趾伸筋　extensor digitorum longus
	第三腓骨筋　peroneus tertius

その他

筋　名	腓腹筋　gastrocnemius

44. 足の底屈を伴う外がえし

5	概念	最大限に底屈を伴う外がえしを行った後，最大抵抗に耐え，その肢位の保持が可能．
	指示	1：爪先を下げて小指を外側に向けてください． 2：爪先を内側に引っ張りますが，頑張ってその位置を保ってください．

■ 開始肢位
- 端座位あるいは背臥位．
- テスト側の足関節は中間位．

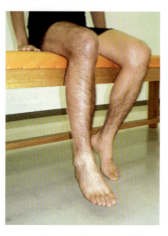

■ 全体像
- 検者は患者の前に位置する．
- 患者は足部を外がえしで保持する．

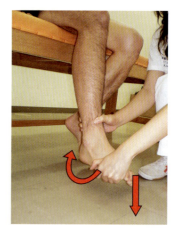

■ 抵抗部位
- 足背前外側部を把持し，上方かつ内方へ抵抗を加える．
- 他方の手は下腿遠位部のくるぶしの直上を把持し，足関節を固定する．

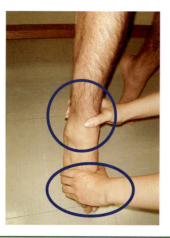

■ 抵抗方向
- 抵抗は足の「内がえし」かつ「軽度背屈」の方向に加える．

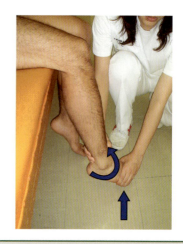

4	概念	最大限に底屈を伴う外がえしを行った後，強度〜中等度の抵抗に耐え，その肢位の保持が可能．
	指示	「段階5」と同様．

検査手順は「段階5」と同様

3	概念	抵抗がなければ，全可動域にわたって底屈を伴う外がえしが可能．
	指示	爪先を下げて小指を外側に向けてください．

■ 開始肢位・全体像
- 抵抗を加えないこと以外は「段階5」と同様．

2	概念	全可動域の一部分だけ底屈を伴う外がえしが可能.
	指示	「段階3」と同様.

検査手順は「段階3」と同様

1	概念	底屈を伴う外がえしを行わせると長・短腓骨筋のいずれか，あるいは両方の収縮の触知が可能．収縮活動があれば腱が浮き上がって見えるが運動は起こらない．
	指示	「段階3」と同様.

■ 開始肢位・全体像
・端座位あるいは背臥位．
・検者は患者の前に位置する．

■ 触診部位①
・腓骨頭直下で長腓骨筋の収縮を触知する．　　　　・外果の後ろで長腓骨筋腱の収縮を確認する．

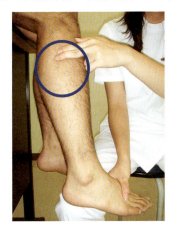 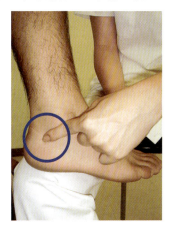

■ 触診部位②
・下腿遠位部の腓骨上外側で短腓骨筋の筋収縮を触知する．　　　　・外果と第5中足骨底近位部に向かう腱の上で短腓骨筋腱の収縮を触知する．

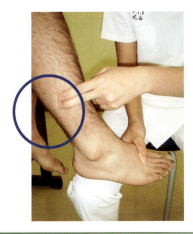 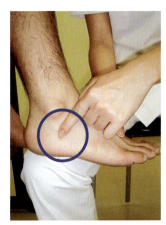

0	概念	筋の収縮を触知することもできない．
	指示	「段階3」と同様.

検査手順は「段階1」と同様

付録

付録1 「筋の英語名」暗記法

英語表現の暗記の必要性

　私の学生時代を振り返ると，私も周囲の同級生も皆，日常的に筋肉を英語名で表現していました．ところが最近，臨床実習にきている学生さんのほとんどが「筋名を正しく英語でいえない実情がある」と現場の指導者から案外と耳にします．「国家試験では英語名を覚える必要がないから」という理由で学校側も昔のように厳しく指導していない場合があるようです．また最近，ある専門学校では非常に驚いたことに，教員でさえも筋名を英語で十分に記憶できていないということも耳にしたことがあります．

　医師の方々はカンファレンスにおいて，頻繁に英語を使用されますし，カルテにも英語表記をされます．また，将来的に海外のジャーナルを読んだり，国際学会への出席をしたりする場合には，英語は必須です．学生時代から少しずつでも医学英語になれておく必要があると思います．私はMMTを通じ，英語で筋名を覚えることは非常に意義深いと考えています．英語の筋名というものは，ある一定の法則性が存在している場合が多く，いわばパズルやクイズ感覚で記憶できます．「やってみると意外と簡単に覚えられた」という感想を学生からもよく聞きますし，私自身もそうでした．筋名は英語で記憶しやすいことから，これを機に医学英語へのアレルギーを撃退してみてはいかがでしょうか．予想以上に簡単ですから，だまされたと思ってまずはチャレンジしてみてください．

暗記への近道

　筋名を英語で覚える際には，まずは日頃から下の表を眺めておくとよいでしょう．下の表をコピーし，トイレの壁に貼っておくのも有効な手段です．この表のなかで紹介している英語表現は，部分的に頻繁に用いられています．たとえば，「脛骨」を意味する「ティビア」と「前」を意味する「アンテリアー」とを組み合わせれば，「前脛骨（筋）＝ティビアリス・アンテリアー」となります．また，「上」を意味する「スプラ」と「棘」を意味する「スピネタス」とを組み合わせれば「棘上（筋）＝スプラ・スピネタス」です．筋名の英語表現の多くは，非常に単純明快な仕組みであり，下の表で紹介されている基本的な表現を知っていれば，意外と簡単に記憶が可能です．普段から何気なくこういった表現を目にしておく工夫さえしていれば，いざ記憶しようと思い立ったとき，非常に役立ちますので，ぜひとも実行していただきたい．

意味あい	英語表現	読み
半	semi	セミ
2	bi	バイ
3	tri	トリ
4	quad	クアド
大	major	メジャー
中	medius	メディウス
小	minimus	ミニムス
前	anterior	アンテリアー
後	posterior	ポステリアー
上	supra	スプラ
下	infra	インフラ
外側	lateral	ラテラル
内側	medial	メディアル
円	teres	テレス（テリーズ）
三角	delta	デルタ
内転	adductor	アダクター
外転	abductor	アブダクター
長い	longus	ロングス

意味あい	英語表現	読み
短い	brevis	ブレビス
広い	vastus	ヴァスタス
細長い	gracilis	グラシリス
大腿	femor	フェモール
下腿	sura	スラ
すね	cnemius	クネミウス
脛骨	tibia	ティビア
膜	membrane	メンブラン
腱	tendon	テンドン
腸骨の	ilio	イリオ
殿部	gluteus	グルテウス
伸筋	extensor	エクステンサー
屈筋	flexor	フレクサー
側副	collateral	コラテラル
肩甲棘	spinatus	スピナタス
橈骨	radius	ラディウス
腕	brachi	ブラキ
背側（面）	dorsi	ドルジ

付録2　肢位別MMTのイメージ

座位

部位	運動	段階	全体像のイメージ	部位	運動	段階	全体像のイメージ
頸部	回旋 ⇒p25	②①⓪		肩	屈曲 ⇒p68 p69	⑤④③②①⓪	
肩甲骨	外転＋上方回旋 ⇒p46 p47	⑤④③②①⓪			外転 ⇒p80 p81	⑤④③②①⓪	
	挙上 ⇒p50	⑤④③			水平外転 ⇒p85	②①⓪	
	内転＋下方回旋 ⇒p63	②①⓪			水平内転 ⇒p89	②①⓪	
	下制 ⇒p66	⑤			外旋 ⇒p92 p93	⑤④③②①⓪	

付　録

部　位	運　動	段　階	全体像のイメージ	部　位	運　動	段　階	全体像のイメージ
肩	内旋 ⇒p97	② ① ⓪		手関節	屈曲 ⇒p116 p117	⑤ ④ ③ ② ① ⓪	
肘	屈曲 ⇒p100 p101	⑤ ④ ③ ②			伸展 ⇒p120 p121	⑤ ④ ③ ② ① ⓪	
	伸展 ⇒p105	② ① ⓪					
前腕	回外 ⇒p108 p109	⑤ ④ ③ ② ①					
	回内 ⇒p112 p113	⑤ ④ ③ ② ①					

部位	運動	段階	全体像のイメージ	部位	運動	段階	全体像のイメージ
股	屈曲 ⇒p140	⑤④③		足	背屈 + 内がえし ⇒p190 p191	⑤④③②①⓪	
	屈曲 + 外転 + 外旋 ⇒p144	⑤④③			内がえし ⇒p194 p195	⑤④③②①⓪	
	外旋 ⇒p170 p171	⑤④③②			底屈 + 外がえし ⇒p198 p199	⑤④③②①⓪	
	内旋 ⇒p174 p175	⑤④③②		長座位			
膝	伸展 ⇒p182	⑤④③		股	屈曲 + 外転 ⇒p163	②①⓪	

付録

側臥位

部位	運動	段階	全体像のイメージ	部位	運動	段階	全体像のイメージ
股	屈曲 ⇒p141	②		股	内転 ⇒p166	⑤④③	注）下側の下肢を内転
	伸展 ⇒p149 p151	②		膝	屈曲 ⇒p179	②	
	外転 ⇒p158 p159	⑤④③			伸展 ⇒p183	②	
	屈曲＋外転 ⇒p162	⑤④③					

背臥位

部位	運動	段階	全体像のイメージ	部位	運動	段階	全体像のイメージ
頭部	伸展 ⇒p3	② ① ⓪		頸部	回旋 ⇒p24	⑤ ④ ③	
	屈曲 ⇒p12 p13	⑤ ④ ③ ② ① ⓪		骨盤	挙上 ⇒p34 p35	⑤ ④ ③ ②	
頸部	伸展 ⇒p7	② ① ⓪		体幹	屈曲 ⇒p38 p39	⑤ ④ ③ ② ① ⓪	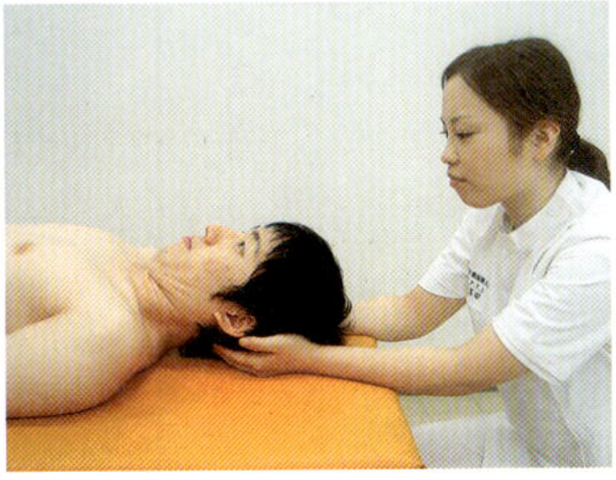
	屈曲 ⇒p16 p17	⑤ ④ ③ ② ① ⓪			回旋 ⇒p42 p43	⑤ ④ ③ ② ① ⓪	
	複合屈曲 ⇒p18 p19	⑤ ④ ③ ② ① ⓪					

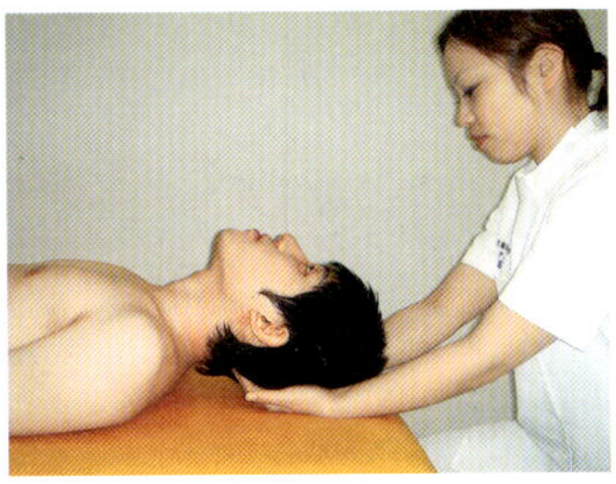

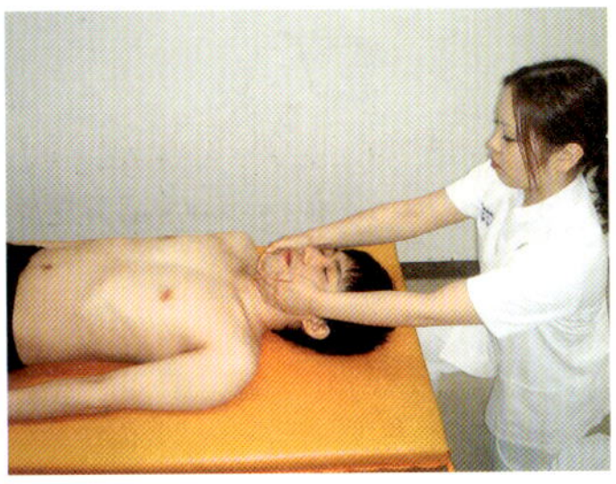

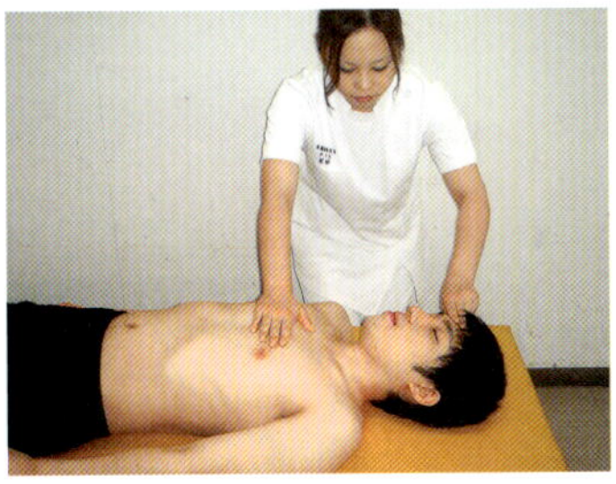

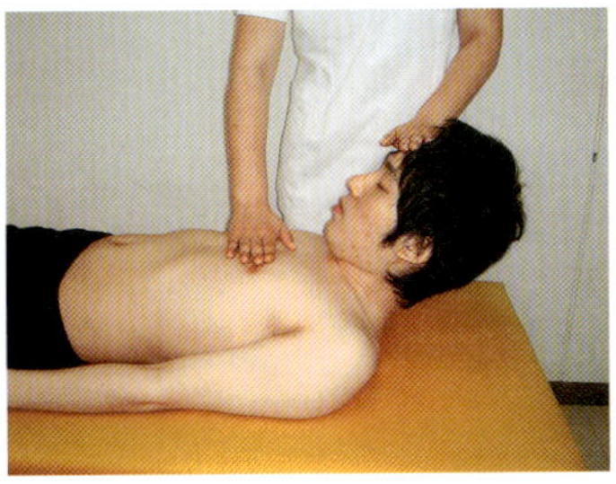

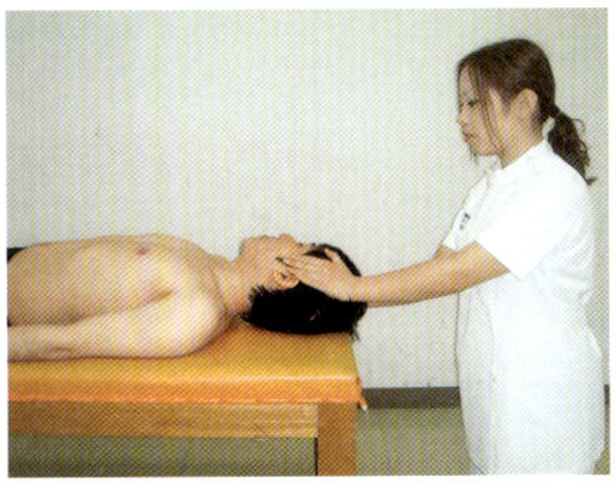

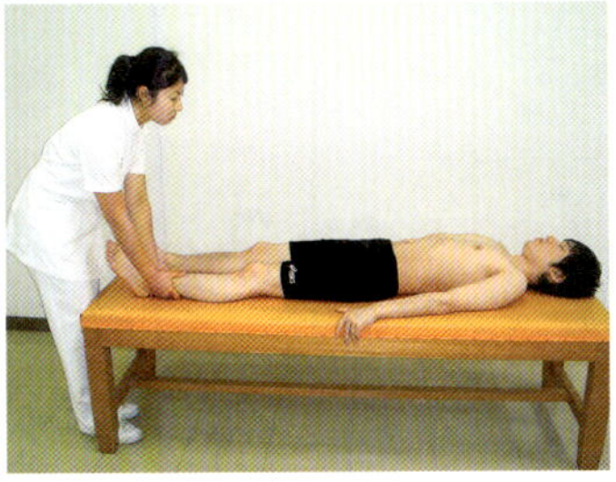

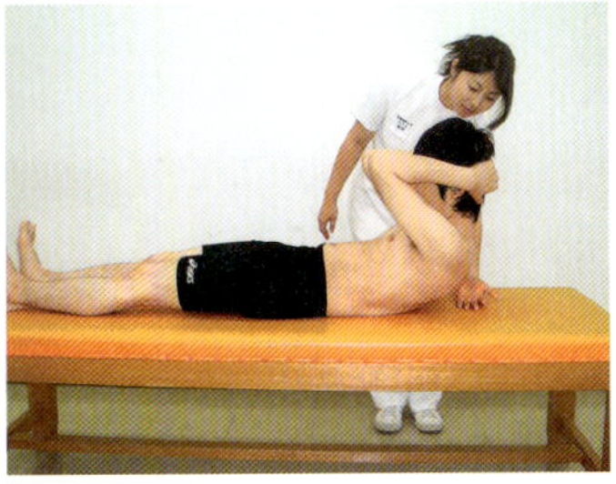

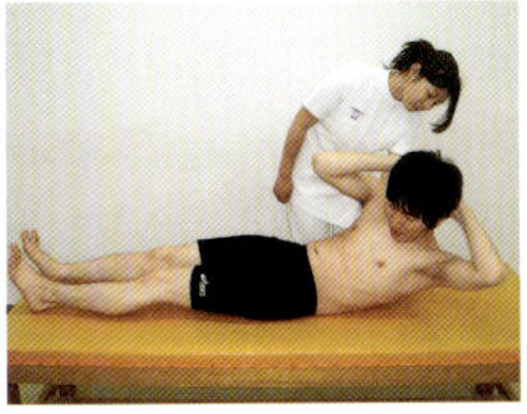

注）段階⑤：上肢は頭の後ろ

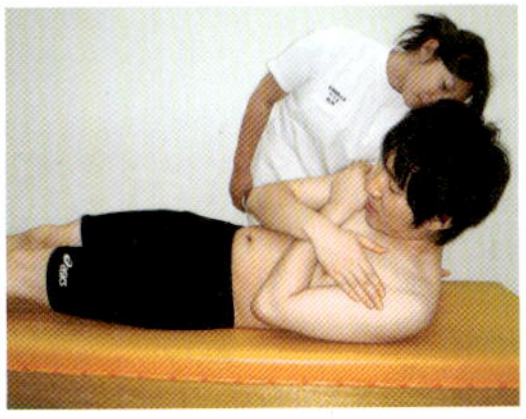

注）段階④：上肢は胸の前

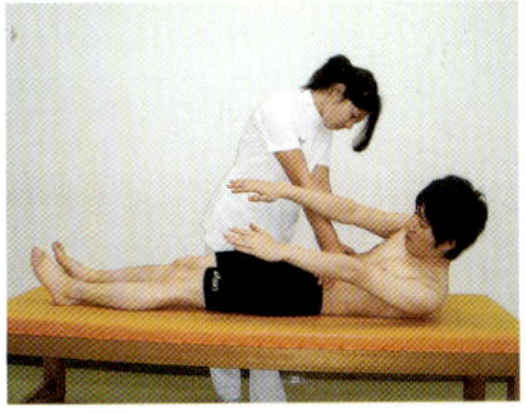

注）段階③：上肢は前方挙上

付録

部位	運動	段階	全体像のイメージ	部位	運動	段階	全体像のイメージ
肩	外転 ⇒p81	②①		股	屈曲 ⇒p141	①⓪	
	水平内転 ⇒p88 p89	⑤④③②①⓪			屈曲+外転+外旋 ⇒p145	②①⓪	
肘	屈曲 ⇒p101	②①⓪			伸展 ⇒p154 p155	⑤④③②	
					外転 ⇒p159	②①⓪	
					内転 ⇒p167	②①⓪	

部 位	運 動	段 階	全体像のイメージ
股	外 旋 ⇒p171	② ① 0	
	内 旋 ⇒p175	② ① 0	
膝	伸 展 ⇒p183	① 0	注）膝関節直上で触診 注）膝蓋腱を触診

付　録

腹臥位

部 位	運 動	段 階	全体像のイメージ	部 位	運 動	段 階	全体像のイメージ
頭 部	伸展 ⇒p2	⑤④③		肩甲骨	挙上 ⇒p51	②①⓪	
頸 部	伸展 ⇒p6	⑤④③			内転 ⇒p54 p55	⑤④③②①⓪	
	複合伸展 ⇒p8 p9	⑤④③②①⓪			内転＋下制 ⇒p58 p59	⑤④③②①⓪	
体 幹	伸展 ⇒p28 p29 p30 p31	⑤④③②①⓪	注）腰椎部 注）胸椎部		内転＋下方回旋 ⇒p62 p63	⑤④③②①⓪	
					下制 ⇒p66	⑤④	

部 位	運 動	段 階	全体像のイメージ	部 位	運 動	段 階	全体像のイメージ
肩	伸展 ⇒p72 p73	⑤ ④ ③ ② ① ⓪		股	伸展 ⇒p148 p150	⑤ ④ ③	注）全伸筋群の総和テスト
	水平外転 ⇒p84	⑤ ④ ③					注）大殿筋のみのテスト
	外旋 ⇒p92	⑤ ④ ③			伸展 ⇒p149 p151	① ⓪	注）大殿筋およびハムストリングスの触知
	内旋 ⇒p96	⑤ ④ ③		膝	屈曲 ⇒p178	⑤ ④ ③	
肘	伸展 ⇒p104	⑤ ④ ③			屈曲 ⇒p179	① ⓪	

付　録

部　位	運　動	段　階	全体像のイメージ
足	底　屈 ⇒p187	② ① ⓪	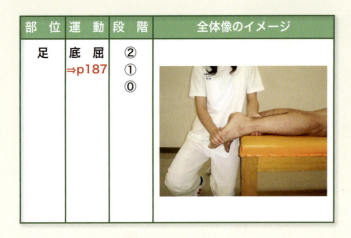

メモ

付録3　運動と筋に関する重要暗記事項

頭　部

運動名	主動作筋の名称 / 英語名	起　始	停　止	支配神経	髄節レベル
屈曲	前頭直筋 / rectus capitis anterior	環椎（横突起）	後頭骨	脊髄神経前枝：頸神経	C1-2
	外側頭直筋 / rectus capitis lateralis	環椎（横突起）	後頭骨（頸静脈突起）	脊髄神経前枝：頸神経	C1-2
	頭長筋 / longus capitis	C3-6（横突起）	後頭骨	脊髄神経前枝：頸神経	C1-3
伸展	大後頭直筋 / rectus capitis posterior major	軸椎（棘突起）	後頭骨（下項線外側）	後頭下神経	C1
	小後頭直筋 / rectus capitis posterior minor	環椎（後弓）	後頭骨	後頭下神経	C1
	頭最長筋 / longissimus capitis	T1-5（横突起），C4-7（関節突起）	側頭骨（乳様突起）	大後頭神経	C2-3
	上頭斜筋 / obliquus capitis superior	環椎（横突起）	後頭骨	後頭下神経	C1
	下頭斜筋 / obliquus capitis inferior	軸椎（椎板および棘突起）	環椎（横突起）	後頭下神経	C1
	頭板状筋 / splenius capitis	C7-T4（棘突起）	側頭骨（乳様突起），後頭骨	大後頭神経	C2-3
	頭半棘筋 / semispinalis capitis	C7-T6（横突起），C4-6（関節突起）	後頭骨	大後頭神経	C2-3
	僧帽筋（上部）/ trapezius（upper）	後頭骨（外後頭隆起），C7（棘突起），T1-12	鎖骨（外側1/3の後縁）	副神経，頸神経	C2-5
	頭棘筋 / spinalis capitis	頭半棘筋の内方部分	後頭骨（上下項線の間）	大後頭神経	C2-3

付　録

頸　部

運動名	主動作筋の名称／英語名	起　始	停　止	支配神経	髄節レベル
屈曲	胸鎖乳突筋（胸骨頭） sternocleidomastoid	胸骨（上前部）	後頭骨	副神経, 頸神経叢	C2-3
	胸鎖乳突筋（鎖骨頭） sternocleidomastoid	鎖骨（中1/3）	側頭骨（乳様突起）		
	頸長筋（上斜角頭） longus colli	C3-5（横突起）	環椎（前弓）	脊髄神経前枝：頸神経	C2-6
	頸長筋（中垂直頭） longus colli	T1-3 および C5-7（前外側体）	C2-4（前部椎体）		
	頸長筋（下斜角頭） longus colli	T1-3（前部椎体）	C5-6（横突起）		
	前斜角筋 scalenus anterior	C3-6（横突起）	第1肋骨	頸神経前枝	C(5), 6-7
伸展	頸最長筋 longissimus cervicis	T1-5（横突起）	C2-6（横突起）	脊髄神経後枝：頸神経, 胸神経	C3-T3
	頸半棘筋 semispinalis cervicis	T1-5（横突起）	C2-5（棘突起）	脊髄神経後枝：頸神経, 胸神経	C2-T5
	頸腸肋筋 iliocostalis cervicis	第3-6肋骨（角）	C4-6（横突起）	脊髄神経後枝	C4-T6
	頸板状筋 splenius cervicis	T3-6（棘突起）	C1-3（横突起）	脊髄神経後枝：頸神経	C4-8
	僧帽筋（上部） trapezius (upper)	後頭骨（外後頭隆起）, C7（棘突起）, T1-12	鎖骨（外側1/3の後縁）	副神経, 頸神経	C2-5
	頸棘筋 spinalis cervicis	C7(6)（棘突起）, T1-2	軸椎（棘突起）, C2-3（棘突起）	脊髄神経後枝	C3-8
回旋	大後頭直筋 rectus capitis posterior major	軸椎（棘突起）	後頭骨	後頭下神経	C1
	下頭斜筋 obliquus capitis inferior	軸椎（椎板および棘突起）	環椎（横突起）	後頭下神経	C1
	頭最長筋 longissimus capitis	T1-5（横突起）, C4-7（関節突起）	側頭骨（乳様突起）	大後頭神経	C2-3
	頭板状筋 splenius capitis	C7-T4（棘突起）	側頭骨（乳様突起）, 後頭骨	大後頭神経	C2-3
	頭半棘筋 semispinalis capitis	C7-T6（横突起）, C4-6（関節突起）	後頭骨	大後頭神経	C2-3

運動名	主動作筋の名称 英語名	起始	停止	支配神経	髄節レベル
回旋	頸半棘筋 semispinalis cervicis	T1-5（横突起）	C2-5（棘突起）	脊髄神経後枝：頸神経,胸神経	C2-T5
	頸板状筋 splenius cervicis	T3-6（棘突起）	C1-3（横突起）	脊髄神経後枝：頸神経	C4-8
	頸回旋筋 rotators cervicis	頸椎下（関節突起）	隣接する椎骨の椎弓あるいは棘突起根部	脊髄神経後枝	C3-8
	頭長筋 longus capitis	C3-6（横突起）	後頭骨	頸神経	C1-3
	頸長筋（下斜角頭） longus colli	T1-3（前部椎体）	C5-6（横突起）	頸神経	C2-6
	前斜角筋 scalenus anterior	C3-6（横突起）	第1肋骨	頸神経	C4-6
	中斜角筋 scalenus medius	C2-7（横突起）	第1肋骨（上面）	頸神経	C3-8
	後斜角筋 scalenus posterior	C4-6（横突起）	第2肋骨	頸神経	C6-8
	胸鎖乳突筋 sternocleidomastoid	胸骨頭：胸骨柄 鎖骨頭：鎖骨（中1/3）	胸骨頭：後頭骨 鎖骨頭：乳様突起	副神経,頸神経叢	C2-3
	僧帽筋 trapezius	後頭骨（外後頭隆起），C7（棘突起），T1-12	鎖骨（外側1/3の後縁），肩峰，肩甲棘	副神経,頸神経	C2-4
	肩甲挙筋 levator scapulae	C1-4（横突起）	肩甲骨	肩甲背神経	C5

メモ

付　録

体　幹

運動名	主動作筋の名称／英語名	起　始	停　止	支配神経	髄節レベル
屈曲	腹直筋 / rectus abdominis	恥骨	第5-7肋骨（肋軟骨），胸骨		T7-12
	外腹斜筋 / obliquus externus abdominis	第5-12肋骨	腸骨稜（外側縁），白線，恥骨結合	肋間神経	T7-12
	内腹斜筋 / obliquus internus abdominis	腸骨稜，鼠径靱帯	第7-12肋骨，白線	肋間神経，腰神経	T7-12, L1
伸展	胸腸肋筋 / iliocostalis thoracis	第7-12肋骨	C7（横突起）	脊髄神経後枝	T1-12
	腰腸肋筋 / iliocostalis lumborum	脊柱起立筋腱（前面），腸骨稜，仙骨（後面）	第6-12肋骨	脊髄神経後枝	T1-L5
	胸最長筋 / longissimus thoracis	脊柱起立筋腱，L1-5（横突起）	T1-12（横突起），第2-12肋骨	脊髄神経後枝	T1-L1
	胸棘筋 / spinalis thoracis	T11-L2（棘突起）	T1-4（棘突起）	脊髄神経後枝	T1-12
	胸半棘筋 / semispinalis thoracis	T6-10（横突起）	C6-T4（棘突起）	脊髄神経後枝	T1-12
	多裂筋群 / multifidi	仙骨（後部），脊柱起立筋（腱膜），腸骨（PSIS）および腸骨稜，L1-5（乳様突起），T1-12（横突起），C4-7（関節突起）	高位脊椎の棘突起（付着する前に2-4椎にまたがることあり）	脊髄神経後枝	
	胸回旋筋と腰回旋筋（11対） / rotatores thoracis and lumborum	胸椎および腰椎（横突起）	次の高位の脊椎（椎弓板下縁）	脊髄神経後枝	胸回旋筋：T1-12, 腰回旋筋：L1-5
	胸棘間筋と腰棘間筋 / interspinales thoracis and lumborum	胸椎：3対．T1-2, T2-3, T11-12（棘突起） 腰椎：4対．5個の腰椎の間（棘突起）		脊髄神経後枝	胸棘間筋：T1-3, T11-12 腰棘間筋：L1-4
	胸および腰横突間筋 / intertransversarii thoracis and lumborum	胸椎：3対．T10-11, T11-12, T12-L1（横突起） 腰椎内側筋：上位脊椎（副突起）から下位脊椎（乳頭突起） 外側筋：相対する脊椎（横突起間）		脊髄神経後枝・前枝	
	腰方形筋 / quadratus lumborum	腸骨（稜ならびに内唇）	第12肋骨（下縁），L1-4（横突起），T12（椎体）	脊髄神経前枝	T12-L3

運動名	主動作筋の名称 / 英語名	起始	停止	支配神経	髄節レベル
骨盤挙上	腰方形筋 / quadratus lumborum	腸骨	第12肋骨(下縁), L1-4(横突起), T12(椎体)	肋間神経	T12-L3
	外腹斜筋 / obliquus externus abdominis	第5-12肋骨	腸骨稜(外側縁), 白線, 恥骨結合	肋間神経	T7-12
	内腹斜筋 / obliquus internus abdominis	腸骨稜, 鼠径靱帯	第7-12肋骨, 白線	肋間神経, 腰神経	T7-12, L1
回旋	外腹斜筋 / obliquus externus abdominis	第5-12肋骨	腸骨稜(外側縁), 白線, 恥骨結合	肋間神経	T7-12
	内腹斜筋 / obliquus internus abdominis	腸骨稜, 鼠径靱帯	第7-12肋骨, 白線	肋間神経, 腰神経	T7-12, L1

メモ

付録

肩甲骨

運動名	主動作筋の名称／英語名	起始	停止	支配神経	髄節レベル
肩甲骨外転と上方回旋	前鋸筋 / serratus anterior	第1-8(9)肋骨（外側面中央部）	肩甲骨（内側縁の肋骨面）	長胸神経	C5-7
肩甲骨挙上	僧帽筋（上部線維）/ trapezius (upper fibers)	後頭骨，C7（棘突起）	鎖骨（外側1/3後縁）	副神経	C3-4
	肩甲挙筋 / levator scapulae	C1-4（横突起）	肩甲骨	肩甲背神経	C5
肩甲骨内転	僧帽筋（中部線維）/ trapezius (middle fibers)	T1-5（棘突起）	肩甲骨（肩甲棘）	副神経	C3-4
	大菱形筋 / rhomboid major	T2-5（棘突起）	肩甲骨（肩甲棘）	肩甲背神経	C5
肩甲骨下制と内転	僧帽筋（中部および下部線維）/ trapezius (middle and lower fibers)	中部→T1-5（棘突起）下部→T6-12（棘突起）	肩甲骨（肩甲棘）	副神経	C3-4
肩甲骨内転と下方回旋	大菱形筋 / rhomboid major	T2-5（棘突起）	肩甲骨（肩甲棘）	肩甲背神経	C5
	小菱形筋 / rhomboid minor	C7・T1（棘突起）	肩甲骨（肩甲棘）	肩甲背神経	C5

メ モ

肩関節

運動名	主動作筋の名称／英語名	起始	停止	支配神経	髄節レベル
屈曲（前方挙上）	三角筋（前部） deltoid (anterior)	鎖骨（外側1/3前上側縁）	上腕骨（三角筋粗面）	腋窩神経	C5-6
	烏口腕筋 coracobrachialis	肩甲骨（烏口突起）	上腕骨（骨幹，中央1/3内側面）	筋皮神経	C5-7
伸展（後方挙上）	広背筋 latissimus dorsi	T6(7)-L5（棘突起），仙椎，第9-12肋骨，腸骨(稜,後方)	上腕骨（結節間溝）	胸背神経	C6-8
	三角筋（後部） deltoid (posterior)	肩甲骨（肩甲棘下縁）	上腕骨（三角筋粗面）	腋窩神経	C5-6
	大円筋 teres major	肩甲骨（下角の背側面）	上腕骨（結節間溝）	肩甲下神経	C5-6
肩甲骨面挙上	三角筋（前部） deltoid (anterior)	鎖骨（外側1/3）	上腕骨（三角筋粗面）	腋窩神経	C5-6
	三角筋（中部） deltoid (middle)	肩甲骨（肩峰）	上腕骨（三角筋粗面）	腋窩神経	C5-6
	棘上筋 supraspinatus	肩甲骨（棘上窩）	上腕骨（大結節）	肩甲上神経	C5-6
外転（側方挙上）	三角筋（中部） deltoid (middle)	肩甲骨（肩峰）	上腕骨（三角筋粗面）	腋窩神経	C5-6
	棘上筋 supraspinatus	肩甲骨（棘上窩）	上腕骨（大結節）	肩甲上神経	C5-6
水平外転	三角筋（後部） deltoid (posterior)	肩甲骨（肩甲棘下縁）	上腕骨（三角筋粗面）	腋窩神経	C5-6
水平内転	大胸筋（鎖骨部） pectoralis major	鎖骨（内側1/2）	上腕骨（大結節稜，結節間溝）	外側胸筋神経	C5-6
	大胸筋（胸骨部） pectoralis major	胸骨，第1-6肋軟骨	上腕骨（大結節稜，結節間溝）	内側胸筋神経	C6-T1
外旋	棘下筋 infraspinatus	肩甲骨（棘下窩，内側2/3）	上腕骨（大結節）	肩甲上神経	C5-6
	小円筋 teres minor	肩甲骨（外側縁，上2/3）	上腕骨（大結節，骨幹）	腋窩神経	C5-6
内旋	肩甲下筋 subscapularis	肩甲骨（肩甲下窩）	上腕骨（小結節）	肩甲下神経	C5-6
	大胸筋（鎖骨部） pectoralis major	鎖骨（内側1/2）	上腕骨（大結節稜，結節間溝）	外側胸筋神経	C5-6
	大胸筋（胸骨部） pectoralis major	胸骨，第1-6肋軟骨	上腕骨（大結節稜，結節間溝）	内側胸筋神経	C6-T1
	広背筋 latissimus dorsi	T6(7)-L5（棘突起），仙椎，第9-12肋骨，腸骨(稜,後方)	上腕骨（結節間溝）	胸背神経	C6-8
	大円筋 teres major	肩甲骨（下角外側縁）	上腕骨（結節間溝）	肩甲下神経	C5-6

付録

肘関節

運動名	主動作筋の名称 英語名	起始	停止	支配神経	髄節レベル
屈曲	上腕二頭筋（短頭） biceps brachii	肩甲骨（烏口突起）	橈骨（橈骨粗面）	筋皮神経	C5-6
	上腕二頭筋（長頭） biceps brachii	肩甲骨（関節上結節）			
	上腕筋 brachialis	上腕骨（遠位1/2前面）	尺骨（尺骨粗面）	筋皮神経	C5-6
	腕橈骨筋 brachioradialis	上腕骨（外側上顆）	橈骨（茎状突起の近位）	橈骨神経	C5-6
伸展	上腕三頭筋（長頭） triceps brachii	肩甲骨（関節下結節）	尺骨（肘頭）	橈骨神経	C6-8
	上腕三頭筋（外側頭） triceps brachii	上腕骨（骨幹後面）			
	上腕三頭筋（内側頭） triceps brachii	上腕骨（骨幹後面）			

前腕

運動名	主動作筋の名称 英語名	起始	停止	支配神経	髄節レベル
回外	回外筋 supinator	上腕骨（外側上顆），尺骨	橈骨（近位1/3外側）	橈骨神経	C6-7
	上腕二頭筋（短頭） biceps brachii	肩甲骨（烏口突起）	橈骨（橈骨粗面）	筋皮神経	C5-6
	上腕二頭筋（長頭） biceps brachii	肩甲骨（関節上結節）			
回内	円回内筋（上腕骨頭） pronator teres	上腕骨（内側上顆より近位の骨幹）	橈骨（骨幹中央外側面）	正中神経	C6-7
	円回内筋（尺骨頭） pronator teres	尺骨（鉤状突起）			
	方形回内筋 pronator quadratus	尺骨（遠位1/4前面）	橈骨（骨幹）	正中神経	C7-8

手関節

運動名	主動作筋の名称／英語名	起始	停止	支配神経	髄節レベル
屈曲	橈側手根屈筋 / flexor carpi radialis	上腕骨（内側上顆）	第2・第3中手骨（掌側面）	正中神経	C6-7
	尺側手根屈筋 / flexor carpi ulnaris	上腕骨頭→上腕骨（内側上顆）尺骨頭→尺骨（肘頭）	豆状骨，有鈎骨，第5中手骨底	尺骨神経	C7-T1
伸展	長橈側手根伸筋 / extensor carpi radialis longus	上腕骨（外側上顆）	第2中手骨（橈側背面）	橈骨神経	C6-7
	短橈側手根伸筋 / extensor carpi radialis brevis	上腕骨（外側上顆）	第3中手骨（橈側背面），まれに第2中手骨	橈骨神経	C7-8
	尺側手根伸筋 / extensor carpi ulnaris	上腕骨（外側上顆），尺骨	第5中手骨	橈骨神経	C7-8

メモ

付　録

股関節

運動名	主動作筋の名称 英語名	起　始	停　止	支配神経	髄節レベル
屈曲	大腰筋 psoas major	T12（椎体），L1～L5（椎体，横突起）	大腿骨（小転子）	腰神経叢	L2-4
	腸骨筋 iliacus	腸骨窩	大腿骨（小転子）	腰神経叢 大腿神経	L2-3
伸展	大殿筋 gluteus maximus	腸骨（後殿筋線），仙骨・尾骨，仙結節靭帯	大腿筋膜（腸脛靭帯），大腿骨（殿筋粗面）	下殿神経	L5-S2
	半腱様筋 semitendinosus	坐骨（坐骨結節）	脛骨（鵞足）	脛骨神経	L5-S2
	半膜様筋 semimembranosus	坐骨（坐骨結節）	脛骨（内側顆），大腿骨（内側顆）	脛骨神経	L5-S2
	大腿二頭筋 （長頭） biceps femoris (long head)	坐骨（坐骨結節）	腓骨（腓骨頭），脛骨（外側顆）	脛骨神経	L5-S2
	大腿二頭筋 （短頭） biceps femoris (short head)	大腿骨（粗線外側唇）	腓骨（腓骨頭），脛骨（外側顆）	腓骨神経	L5-S2
外転	中殿筋 gluteus medius	腸骨（前殿筋線と後殿筋線の間）	大腿骨（大転子外側面）	上殿神経	L4-S1
	小殿筋 gluteus minimus	腸骨（前殿筋線，後殿筋線と下殿筋線の間）	大腿骨（大転子）	上殿神経	L4-S1
内転	大内転筋 adductor magnus	坐骨（坐骨結節），恥骨（恥骨下枝）	大腿骨（粗線，内転筋結節）	閉鎖神経，脛骨神経	L2-4
	短内転筋 adductor brevis	恥骨（恥骨結合と恥骨結節の間）	大腿骨（粗線内側唇）	閉鎖神経	L2-4
	長内転筋 adductor longus	恥骨結合および恥骨（恥骨稜）	大腿骨（粗線内側唇）	閉鎖神経	L2-4
	恥骨筋 pectineus	恥骨（恥骨櫛）	大腿骨（恥骨筋線）	閉鎖神経 大腿神経	L2-3
	薄筋 gracilis	恥骨（恥骨結合の外側縁）	脛骨（鵞足）	閉鎖神経	L3-4

運動名	主動作筋の名称 英語名	起 始	停 止	支配神経	髄節レベル
外 旋	外閉鎖筋 obturator externus	恥骨（閉鎖孔縁下部），閉鎖膜（外面）	大腿骨（転子窩）	閉鎖神経	L3-4
	内閉鎖筋 obturator internus	恥骨（閉鎖孔縁），閉鎖膜（内面）	大腿骨（大転子または転子窩）	仙骨神経叢	L5-S1
	大腿方形筋 quadratus femoris	坐骨（坐骨結節）	大腿骨（転子間稜）	仙骨神経叢	L5-S1
	梨状筋 piriformis	仙骨（前面），腸骨（大坐骨切痕）	大腿骨（大転子）	坐骨神経叢	S1-2
	上双子筋 gemellus superior	坐骨（坐骨棘，小坐骨切痕）	大腿骨（大転子）	仙骨神経叢	L5-S1
	下双子筋 gemellus inferior	坐骨（坐骨結節）	大腿骨（大転子）	仙骨神経叢	L5-S1
	大殿筋 gluteus maximus	腸骨（後殿筋線），仙骨・尾骨，仙結節靭帯	大腿筋膜（腸脛靭帯），大腿骨（殿筋粗面）	下殿神経	L5-S2
内 旋	小殿筋（前部線維） gluteus minimus (anterior fibers)	腸骨（前または後殿筋線と下殿筋線の間）	大腿骨（大転子）	上殿神経	L4-S1
	大腿筋膜張筋 tensor fasciae latae (TFL)	腸骨（上前腸骨棘・腸骨稜）	脛骨の外側（腸脛靭帯を介して）	上殿神経	L4-S1
	中殿筋（前部線維） gluteus medius (anterior fibers)	腸骨（前殿筋線と後殿筋線の間）	大腿骨（大転子外側面）	上殿神経	L4-S1
股関節の屈曲・外転および膝関節屈曲位での外旋	縫工筋 sartorius	腸骨（上前腸骨棘）	脛骨（鵞足）	大腿神経	L2-3
股関節屈曲位からの外転	大腿筋膜張筋 tensor fasciae latae (TFL)	腸骨（上前腸骨棘・腸骨稜）	脛骨の外側（腸脛靭帯を介して）	上殿神経	L4-S1

付録

膝関節

運動名	主動作筋の名称 / 英語名	起始	停止	支配神経	髄節レベル
屈曲	大腿二頭筋（長頭） biceps femoris (long head)	坐骨（坐骨結節）	腓骨（腓骨頭），脛骨（外側顆）	脛骨神経	L5-S2
	大腿二頭筋（短頭） biceps femoris (short head)	大腿骨（粗線外側唇）	腓骨（腓骨頭），脛骨（外側顆）	腓骨神経	L5-S2
	半腱様筋 semitendinosus	坐骨（坐骨結節）	脛骨（鵞足）	脛骨神経	L5-S2
	半膜様筋 semimembranosus	坐骨（坐骨結節）	脛骨（内側顆），大腿骨（内側顆）	脛骨神経	L5-S2
伸展	大腿直筋 rectus femoris	腸骨（下前腸骨棘・寛骨臼の上縁）	脛骨（脛骨粗面）	大腿神経	L2-4
	中間広筋 vastus intermedius	大腿骨（上部3/4）	脛骨（脛骨粗面）	大腿神経	L2-4
	外側広筋 vastus lateralis	大腿骨（大転子・粗線外側唇）	脛骨（脛骨粗面）	大腿神経	L2-4
	長内側広筋 vastus medialis longus	大腿骨（粗線内側唇）	脛骨（脛骨粗面）	大腿神経	L2-4
	斜内側広筋 vastus medialis oblique	大腿骨（粗線内側唇）	脛骨（脛骨粗面）	大腿神経	L2-4

足関節

運動名	主動作筋の名称 / 英語名	起始	停止	支配神経	髄節レベル
底屈	腓腹筋 gastrocnemius	内側頭→大腿骨内側顆 外側頭→大腿骨外側顆	踵骨（踵骨隆起）	脛骨神経	S1-2
	ヒラメ筋 soleus	脛骨（ヒラメ筋線），腓骨（頭・骨幹上部）	踵骨（踵骨隆起）	脛骨神経	S1-2
背屈ならびに内がえし	前脛骨筋 tibialis anterior	脛骨（外側面），骨間膜	内側楔状骨，第1中足骨(基底部)	深腓骨神経	L4-S1
内がえし	後脛骨筋 tibialis posterior	脛骨（後外側面），骨間膜後部，腓骨	楔状骨，第2-4中足骨（基底部），舟状骨，立方骨	脛骨神経	L4-5ときどきS1
底屈を伴う外がえし	長腓骨筋 peroneus longus	腓骨（上部外側面・腓骨頭），脛骨（外側顆）	内側楔状骨，第1中足骨(基底部)	浅腓骨神経	L5-S1
	短腓骨筋 peroneus brevis	腓骨（下部外側面）	第5中足骨（基底部）	浅腓骨神経	L5-S1

【監修者略歴】

佐藤　三矢
- 1994年　鹿屋体育大学体育学部武道学科柔道専攻卒業
- 1997年　高知医療学院理学療法学科卒業
- 1997年　真網代くじらリハビリテーション病院勤務
- 2002年　吉備国際大学保健科学部理学療法学科助手
- 2003年　広島大学大学院医学系研究科修士課程修了
- 2005年　吉備国際大学保健科学部理学療法学科講師
- 2006年　広島大学大学院保健学研究科博士課程修了
- 2007年　放送大学大学院客員准教授
- 2013年　吉備国際大学保健医療福祉学部理学療法学科准教授
- 　　　　吉備国際大学大学院保健科学研究科准教授

平澤　玲
- 2001年　群馬大学医学部保健学科作業療法学専攻卒業
- 2003年　広島大学大学院医学系研究科修士課程修了
- 2003年　医療法人社団かとう内科並木通り診療所勤務
- 2005年　株式会社メディケア・リハビリ勤務
- 2008年　広島大学大学院保健学研究科リサーチアシスタント
- 2008年　ベストケア株式会社勤務
- 2013年　広島国際大学総合リハビリテーション学部リハビリテーション学科作業療法学専攻特任助教

舟木　優佳
- 2001年　広島大学医学部保健学科作業療法学専攻卒業
- 2003年　広島大学大学院医学系研究科修士課程修了
- 2003年　医療法人輝生会初台リハビリテーション病院勤務
- 2009年　広島大学大学院保健学研究科先駆的リハビリテーション実践支援センター任期付助教
- 2011年　広島大学大学院保健学研究科博士課程修了
- 2011年　広島国際大学総合リハビリテーション学部リハビリテーション学科作業療法学専攻特任助教
- 2016年　広島国際大学総合リハビリテーション学部リハビリテーション学科作業療法学専攻講師

新版 目でみるMMT　　ISBN978-4-263-21542-5

2015年9月10日　第1版第1刷発行
2018年1月10日　第1版第3刷発行

監修者　佐藤　三矢
　　　　平澤　玲
　　　　舟木　優佳

発行者　白石　泰夫

発行所　医歯薬出版株式会社

〒113-8612　東京都文京区本駒込1-7-10
TEL. (03)5395-7628(編集)・7616(販売)
FAX. (03)5395-7609(編集)・8563(販売)
https://www.ishiyaku.co.jp/
郵便振替番号　00190-5-13816

乱丁, 落丁の際はお取り替えいたします　　印刷・教文堂／製本・愛千製本所
© Ishiyaku Publishers, Inc., 2015. Printed in Japan

本書の複製権・翻訳権・翻案権・上映権・譲渡権・貸与権・公衆送信権（送信可能化権を含む）・口述権は, 医歯薬出版(株)が保有します.

本書を無断で複製する行為（コピー, スキャン, デジタルデータ化など）は,「私的使用のための複製」などの著作権法上の限られた例外を除き禁じられています. また私的使用に該当する場合であっても, 請負業者等の第三者に依頼し上記の行為を行うことは違法となります.

|JCOPY|＜(社)出版者著作権管理機構 委託出版物＞

本書をコピーやスキャン等により複製される場合は, そのつど事前に(社)出版者著作権管理機構(電話 03-3513-6969, FAX 03-3513-6979, e-mail：info@jcopy.or.jp)の許諾を得てください.